U0381104

读完这本书，你再也不会认为，

男孩要有男孩样儿，女孩要有女孩样儿了。

男人竞争　女人选择

荷尔蒙
战争

TESTOSTERONE REX

Cordelia Fine

[澳] 科迪莉亚·法恩 — 著

万垚 — 译

SPM 南方出版传媒　广东人民出版社

目录
CONTENTS

——————

PART ONE | 过去 性科学史

CHAPTER 3　**性的新角色——**
突破"性"的认知

PART TWO | 现在
是谁定义了男人和女人

CHAPTER 4　女人需要更像男人一点儿吗

PART THREE | 未来
你所不知道的性别密码

CHAPTER 7　雷曼姐妹的神话——
女性进入金融领域，可预防金融危机？

CHAPTER 8　男孩不一定男孩样儿，女孩也不一定女孩样儿

EPILOGUE　|　后记

"睾酮是王道"吗

"阉狗"所引发的话题

那是一个难忘的夜晚。

晚餐时，我提议该给新收养的狗狗做绝育了。说这话时有个前提：我的大儿子喜好制作动物标本，痴迷程度已经超出了他的年龄限制。自打这只活泼可爱的狗狗进门，他就一直处处维护它，甚至畅想狗狗死后，不仅要让它继续活在我们心里，更要让它栩栩如生地伫立在客厅中。所以，可想而知，对我的大儿子来说，我的提议正好给了他把尚停留在想象阶段的念头付诸实践的可能。我话音一落，他兴奋地扔掉餐具，大声嚷道："手术后，我们还可以用它的睾丸做成钥匙扣！"

这个奇思妙想拉开了我们家庭头脑风暴的序幕。

我之所以在这里与大家分享自己幸福家庭生活的私房故事，主要有两个原因。

首先，基于我的大儿子的提议，有一个不容忽视的舆论前提：女权主义者普遍认为，拿着挂了一对大型动物睾丸的钥匙串，在上班时打开办公室门，简直没有比这更令人激动和振奋的了，他们甚至会因此而维持打鸡血状态一整天！然而我的观点却截然相反，因此我毫不客气地否决了大儿子的提议。

其次，这里还有一个深藏的隐喻——挂着一对大睾丸的钥匙扣绝对是引人侧目，遐想无限。"你用那玩意儿做钥匙扣啊！"这话人们虽然说得委婉，但在某种程度上，言外之意是你这德行也不是个正经人。而那些没这么特立独行的人，哪怕你们其实在个性、品行上没什么差别也被无视了——此时的你，就因为挂了一对睾丸当装饰的钥匙扣而被定性、定义了。

怎么判定一个人是男还是女

生物学意义上的性／性别，抓人眼球的方式大同小异。我们乐此不疲，性这个话题也一直是公众关注的焦点。看起来合情合理是吗？然而，基于你是有女性还是男性外生殖器的性别划分，显然是以生殖繁衍为判断基础，而这也是区分人类社会的一个主要方式。

一个婴儿呱呱坠地，我们首要关心的通常是其性别。同样，在最新人口统计信息里，你绝不会忘记这个人是男还是女。或许这并不值得大惊小怪，但我们通常会认为生物学意义的性本能，是人类繁衍发展中的一个根本推动力，它不仅创造出了两种繁殖系统，还创造出了两种人类。

一个耳熟能详的进化论故事恰好揭示了这种认知方式的核心。（埃克塞特大学的科学哲学家约翰·杜普雷是位严厉的评论家，他恰如其分地称之为"生物大图谱"。）众所周知，每一个人类婴儿的双亲都会感恩这个生命的奇迹所带来的恩赐。

据我初步统计，所谓母亲，即意味着一生当中多多少少有段时间是在为当初贡献出的那个漂亮、丰满的卵子而毫不犹豫、心怀感恩地付出。40周左右的孕期，数小时的辛苦分娩，以及数月的哺乳期。然则对父亲而言，直到婴儿出生那一刻，他所做的顶多也就是提供了一个精子。而孩子落地，他矜持飞快地表示感激地点一下头，似乎就已经足够了。

源于这种性别根本差异，（父母）在婴儿身上所作出的生物学上的投资，也意味着至少在某些方面，我们的先祖过去是需要不同的生命分支来完成繁衍的使命的。这甚至是一条底线——仅此一条的底线——出于进化进程的考量。

男性在孕育婴儿时微乎其微的投资，意味着他们可以通过与许多女性发生关系，以攫取巨大的生殖红利，年轻、丰满的女性尤其会被视作首选。而女性则截然不同，对于她们来说，特别大的限制因素，就是如何获取资源以帮助她们照料其生物学意义上花费高昂的后代。

由此，有一种自然选择被称为性别决定论，对这种观点的各种解读至今仍然甚嚣尘上——在实现了生殖繁衍的性事中，一些个体受享多于其他个体，此时便产生了界限——也借此形成了性别差异的本质。男性会进化出滥交、爱冒险和争强好胜的秉性。而也正因为如此，才有利于他们积累物质财富和社会资源，吸引女性，最终的回馈是把性趣转变为生殖力。固然也有"执子之手，与子偕老"的好男人，但这些家伙就只能与生殖繁衍的特别大的红利失之交臂了。

换个角度来看，对于女性来说，（男性）这种贪得无厌地占有的行径让女性付出的代价远超其所谓的获益。

21 世纪的人类拥有的却是石器时代的大脑

有些学者提出一个进化后的女性机会策略，指女性可以在月经周期的绝佳受孕阶段与具备优质基因的男性发生关系，以获取遗传了优质基因的后代。然而，那些经常成功遗传拷贝了自己基因的女性先祖们，在心理上倾向于玩安全保险的游戏，在现实当中则更看重的是抚育她们珍视的后代，而不是在追求更多的情人、财富和荣耀的事情上消耗精力。

这一切显得冷酷、冷漠，貌似是无可辩驳的进化逻辑。女权主义者可以怒斥男权主导的社会，可以晃着她们喜欢的以睾丸当装饰的钥匙扣来示威：但这既不会改变生殖繁衍的根本事实，也不会改变现代人的思想和行为所造成的一连串后果。我们所知道的与之相关的行为所带来的影响，我们的祖先早已无法想象。比如，科学实验室里所做的细胞培养物实验、坐在安装着轮子的金属管里高速行驶等。

我们再举个例子，格拉斯哥大学心理学家吉斯伯特·斯图特是怎样解释在科学、技术、工程和数学领域里那些由来已久的性别差异的？

人们通常会被无意识的欲望驱动。石器时代，男人打猎，女人照顾婴儿，这种分工很实用，自然也帮忙把某些技能编码输入到我们的大脑硬盘中。直至今日，这些编码仍在影响着我们的思考方式。

我不得不说，那些我所知晓的数学家和科学家，他们当中几乎没有人会采用那种能令人联想到一个山顶洞人拿着长矛狩猎野猪的场景的方式去搞研究，但是很显然，事情到了格拉斯哥（英国第三大城市，这里有全球非常古老的十所大学之一的格拉斯哥大学，号称"英国常春藤"），那就是完全不同的做法了。

《F1 赛车》杂志的撰稿人提出，过去和现在的不平等中存在着相似联结：

> 21 世纪的人类有着石器时代的大脑。
>
> 石器时代的人绝无可能参加 F1（世界一级方程式锦标赛），但是生存和顺利繁衍（的欲望）植根于男性的大脑，由此所带来的馈赠则必定会刺激男性大脑，使其为捕猎、攻击和冒险获益而做出改变。
>
> 这个结论和今天对男性驾车模式的研究结果非常契合。在驾车行驶时，男性会比女性制造更多的致命事故。而同时期，女性则要为抚育和保护自己的后代而努力。当然，这听起来难免有性别歧视过甚之嫌，但却是结合了历史事实和当前科学研究之后的结论。

既然报道的仅仅是一个客观的科学结论，又怎么会是性别歧视呢？是不是恰好有人意识到，进化压力只是为了帮助我们的祖先能够生存和成功繁衍，从而塑造了我们的大脑和天性，但它并没有考虑到后来的女性也要参加 F1 或者加入公司董事会？

然而，正如加州大学欧文分校的神经生物学家拉里·卡希尔所观察到的：

> 固执某种程度上——神奇的——进化观，并没有对人类大脑的容量和类型产生基于生物学意义上的性别影响；或是某种程度上这些影响——奇迹般的——对大脑的机能不能产生或只有微乎其微的效果，这个论断就相当于否认了人类大脑也经历过进化。

男人来自火星，女人来自金星

的确，连篇累牍的研究报道称，大脑中存在性别差异，而性别决定论又塑造出了两种人类大脑——男性大脑和女性大脑——这种观点甚嚣尘上。那么约翰·格雷所宣称的"男人来自火星，女人来自金星"的观点最终被证明了是正确的吗？

有科学家已经就此展开辩论——尽管男性和女性在思维、感觉和行为方式上的平均差异可能相差无几，但累积效果是深远的。一名曼彻斯特商学院的学者总结道："从心理学角度来说，男人和女人几乎是不同的物种。"

同样，拉里·卡希尔解释道："这种累积的影响就像沃尔沃和克尔维特（美国的第一款跑车）的很多细微差异一样——这款车在刹车上略微不同，那款车在活塞上有些差异，诸如此类，合计起来便是完全不同的两款汽车了。也许这并不是巧合，一辆是精致安全的家庭用车，后备箱有足够的空间放置食品和杂物；另一款则从设计上彰显了动力和地位。

毫无疑问，在处事方式和谈话上，我们通常会因性别不同而有明显差异化的期待：男人应该这样，女人应该那样。在玩具店里，根据性别分设男女通道的做法（真实的或虚拟的）已经预设了小孩子的生物学意义上的性别就是一个很好的向导，它能帮助他们（经营者）来区分出他/她感兴趣的玩具。据说，在人类进化史上，按照性别决定论，男孩儿的玩具鼓励他们变得强壮，有竞争力，去统治和创造；与此同时，粉色通道那边则放有温柔的玩具娃娃、家用品玩具和美容套装等，强化了传统女性的两大特征：养育后代和美容修饰。

有些学校鼓吹男女教室分开，理由是教学需要根据生理性别而进行有效分类。例如，我身边有一个男校的广告标语——"我们懂男孩子"。这不禁让人产生联想，如果某天一个女孩儿突然到那所学校，势必会让人惘然无措。可以想见那儿的老师会抓狂咆哮：但是我们懂的是男孩子啊！

除了《男人来自火星，女人来自金星》之外，还有很多书都在强化这一观点。而且这些书的书名还尝试作进一步的解释：《为什么男人像华夫饼——女人像意大利面》《为什么男人想要性，女人需要爱》《为什么男人不听、女人不看地图》《为什么男人不是铁打的》，更有《为什么男人喜欢直线，女人喜欢波点》。（我发现，直线相当不受欢迎。）

睾酮：性、权力和必胜的意志

一谈到职场，很多坚信"性别差异"的咨询顾问，便理所当然地认为，生物学意义上的性定义，在雇员融入组织架构的技能设置上给出了一种适用代言，为了增加高层女性代表的人数，他们建议雇主要"充分利用男人和女人的独特特质。"这种观点认为，男性担任高级管理岗位的人数比重过大，就好比扫地，原本只需要一把扫帚一个簸箕就行，却用了一把扫帚九个簸箕。

《福布斯》和《经济学人》曾高度评价《与我一起工作：男女之间在商务上的八大盲点》一书。在书中，作者芭芭拉·安妮丝和约翰·格雷指出，雇员需要培养一种"性别智慧"——意即能更好地了解因男女性别不同而带来的观点和需求差异，从而真正懂得运用女性与生俱来的天赋——团结、合作、直觉和同理心，与男性天性中所具备的好胜心强、目标明确等天赋达到完美平衡，还可以弥补男性在社交上偶尔出现的反应迟钝。

当我们从互补的角度来看待男女两性特质时，直觉上便会去寻找造成性别差异的强大诱因。如果第一时间，你脑海里蹦出的是一个以 T 打头的某种激素的单词，英雄所见略同。迄今为止，一旦涉及要对性别差异做出解释，这个以 T 打头的激素——睾酮（Testosterone）就是绕不过去的坎儿。

剑桥大学神经系统学家乔·赫伯特在其新书《睾酮：性、权力和必胜的意志》中，就使读者毫不费力地搞懂了它的威力：

在所有关于睾酮对人类历史的影响广度、强度和复杂度的讨论进入尾声时，请不要忽略一个简单的事实：如果没有睾酮，可能就没有人类，也就更无所谓历史了。

如今，这个论断可以为睾丸（不再是钥匙扣上彰显另类个性的饰品了）赢回了它应得的尊重，或者说至少等到你意识到雌性激素、碳元素，甚至特别不活跃的氮元素同样如此。但是唯独睾酮有性、权力和必胜的意志！正如乔·赫伯特的解释：我们在进化进程中所获得的智慧，正是男性成功繁衍所必备的男性特质。在繁衍时期，男性体内激增的睾酮对提高男性生殖能力至关重要。人类青春期，男性的睾酮含量持续增长，产生精子，并出现第二性征，如肌肉变得发达，长出胡须和肩膀变宽。当然，睾酮能让男人变得阳刚的假设并不能令人信服，因为由此会引起心理上的反感：凭什么男人体内的睾酮可以使其更 MAN，而女人体内也含有睾酮，哪怕就只有那么一点点，为什么就不发挥作用？

作为男性荷尔蒙中特别重要的成员——睾酮，能使性欲、权力控制欲和求胜欲在其求偶时变得更为强烈，这让他们在进化史中受益良多。

男性体内睾酮平均水平比女性高很多，有鉴于此，我们就不难理解职场上所谓的性别平等意味着什么了。正如一位学者所指出的，男性有着更广泛的生殖可能性，这意味着"与女性相比，男性整体人生策略是风险更高的投机"。如果睾酮点燃了他们积极冒险的欲望，那么两性平等又带来了什么呢？当然我们也应该珍视女性倾向于安稳、低风险生活方式的天性所带来的独特品质，这是毋庸置疑的。

INTRODUCTION 导语 | *019*

金融危机席卷全球，当世界经济从中挣扎着复苏时，评论员们都发出这样的考问：华尔街是否产生了"太多的睾酮"？并呼吁应该让更多的女性高管进入金融领域。因为在女性的血液中，毕竟流淌的只有微不足道的几滴睾酮。而且次级抵押贷款和复杂的信用衍生品对她们而言，并不具备无可抗拒的吸引力。

但是，从另一方面来看，多亏了进化之手和睾酮的推动。如果一类性别在生物学意义上有更多的预设前提——想要冒险、争强好胜，于是就很容易理解，这类性别更渴望承担创业的风险，更渴望参加 F1 比赛，或者更渴望获得权势和地位，从而每天都能让他肆无忌惮地吼出诸如"琼斯——你被解雇了！"的话语。

正如约翰·杜普雷对此做出的解释：

如果热衷于获取权势和地位的特性，被当成是男性实现成功繁殖的伴生属性，那么我们终于找到了女性只能获得极低地位的生物学解释。既然这样，那就任由男人去放手追求权势和地位，让女人全身心地投入到永葆青春这项人生大业当中去吧。

性别平等"违背了人类的生物性和天性"吗

原则上来说，我们通常不会认为是科学真相的性质决定了万事万物应如何表现。只不过是因为某位科学家曾说过，有些东西是"自然而然生就的"——好比男性具有侵略性或掠夺性的特点，很明显这并不意味着，我们必须要宽恕、支持或者为它诊治开方，也并不是说科学就对社会学科的辩论和愿景毫无贡献。

尽管科学解释没有告诉我们社会应该是什么样的，但那是我们的价值观的事儿，它们能给到我们关于如何实践那些价值观以及什么才是可行性计划的强烈的暗示。正如澳大利亚麦考瑞大学的哲学家珍妮特·肯尼特所指出的：如果一个平等社会不是"为和我们一样的生物提供真正的可能，……那么，在'应该意即可能'的基本前提下，就意味着为平等所做的努力和理想设计都是白费力"。

如果只在男性天性当中具有典型性（可识别性）的特点：玩特定的玩具，做特别的工种，愿意牺牲家庭，甚至为了出人头地而甘冒风险，那么这样一来，就很确切地令我们知晓对哪一类社会形态寄予希冀和渴望是合乎情理的。

例如，吉斯伯特·斯图特就为消除人们的质疑而煞费苦心，他得出以下结论：虽然既往的演化进程有着挥之不去的影响力，但是女孩儿们会对生物学或工程学产生兴趣的事实——"确实并不意味着现代社会的女性应当继续遵循传统角色设定了。"他强调,人们应该自由地做出不囿于条条框框限制的职业选择。但是他也持有另一种观点:这种机会的发生永远不会有什么重要规律可言,而在诸如科学、技术、工程和数学的高报酬领域内,提倡机会均等,是"违背了人类的生物性(设定)和天性的"。

这种(自相矛盾的)状态折射出了那些秉持此类性别观点的人背负着沉重包袱的事实:做遭人嫉恨但又弘扬真理的先驱。

性别平等原则——任何人都不应该仅仅因为恰好被她们的内衣遮住的生殖器官而被剥夺机会——该论断在当今西方社会被合理化且根深蒂固。

没错,这显然是绅士俱乐部的成员们打了个很长时间、睡得太沉的盹儿,而这期间社会处世观和法律法规都发生了了不起的变化;但是我们大多数人都应该明白,这一原则已经被铭刻入机会平等的法律法规中。可如果性别本质上就相异,那么机会平等(的立法)将永远不会孕育出平等的结果。

我们被告知"如果工作场所和非工作场所存在的各种隔阂,可以被精炼为一个词来概括,那么这个词不该是'歧视',而应是'睾酮'";在风险偏好中演化而来的性别差异,是"劳动力市场中出现性别差异对待的显著原因之一"；而且我们与其担心玩具店里设置了用于隔离的粉色和蓝色通道，倒不如去尊重男孩儿和女孩儿在玩具偏好上的"根本而深刻的差异"，也就是让"男孩有男孩样儿，女孩有女孩样儿吧"。

"睾酮是王道"吗

所谓"睾酮是王道"：一个耳熟能详、扑朔迷离、无处不在又极具影响力的关于性别和社会的故事。它把关于进化（哲学界认为'演化'一词更准确）、大脑、荷尔蒙和行为之间相关联的观点编织在一起，为我们人类社会的延续和貌似难以实现的性别平等问题，给出了一个干净利落、引人入胜的解释。

此即谓"睾酮是王道"，无论何时，我们讨论性别不平等这样有价值的话题以及考虑为此能做些什么时，它就像是房子里摆着的那对硕大无朋的大象蛋蛋（想忽视、想不好奇都难）。

我们的进化差异是什么？男性和女性大脑之间的相异点在哪里？睾酮干了什么？

但是，再略深入些，你就会发现，拒绝"睾酮是王道"

的观点并不需要否认进化、差异或者生物性。事实上，把它们纳入考量范围，才是拒绝接受该观点的前提。

正如本书指出的，"睾酮是王道"一直被误解、误解、再误解，当代科学关于性别选择充满变数、性别对大脑和行为产生影响、睾酮与行为之间的关系、人类进化史和未来可能性的系列解读，都动摇了"睾酮是王道"的观点。

毋庸置疑，自然选择就如同塑造我们身体那样，同时也塑造了我们的大脑。如果有任何女性主义神创论者在场——这似乎像是不同的世界观之间不可调和——当然，我可以证明自己并非其中的一个。但是正如本书开篇所提到的，众人所熟知的关于性别选择的"生物大图谱"的提法，现今看来，毫无疑问过时了。

数十年来，进化生物学的研究已然颠覆了那个重要信条——曾经以为只是普遍适用于动物世界，而其艰难性对于人类社会亦然：生殖上低投资的雄性要为腼腆、有爱、生殖上高投资的雌性竞争。性别自然选择指令导致了出人意料的多样性结果，而我们也为"性别选择说"贡献了自己绝无仅有的人类特性篇章（相较于动物界而言）。多年来，科学一直在改写进化（演化）论，以使它更加人性化，正如前三章所展示的在"睾酮是王道"的主要阐释中，并没有保留多少古老的故事。

"性别选择说"的普适原理，无情地导致了男女两极分化，这个假设被"历史"（上部 过去 性科学史）摧枯拉朽般扫入故纸堆，从而也为"当下"（中部 现在 是谁定义了男人和女人）做好了铺垫，刨除性别因素，继续之前的那个理论建构。

无须多言，如今我们都认同"自然"（天性）和"培育"（理性）的双管齐下，促成了我们的发展进步。但是，从"睾酮是王道"观点的大辩论来看，生物学意义上的性别是"一个基本、普遍、有力且直接导致人类结局的诱因。"

围绕着性，故事就此展开。一位男性或是女性，其生育计划就此拉开帷幕——这是一个永恒不变的话题。对于男性大脑、男性天性，或是女性大脑、女性天性来说，经验在个人成长发展历程中扮演着辅助性角色。当然差异必定是存在的——并非所有男人都是一个模子，女人亦然。但是在有关个体差异的所有"噪音"中，男性或女性的"本质"被挖掘了出来：男性身份和女性身份的特征——所谓与生俱来、不可改变、互不关联、历史悠久且跨越文化的特性是不会改变的，还有根深蒂固的生物学因素。每当我们说"男孩儿终究是男孩儿"，或者指责正在进行的"违背天性"的干涉时，我们就会援引这个假设即这样的进化趋势（所导致的）结果或者"本质"是存在的。

但是，正如第四章和第五章所展示的，性别基因和激素必定会影响大脑的发育和功能——我们并不是性别不明的物种——有很多相互作用的因素，性别只是其中之一。当然，我们已经是适应了（物竞天择进化论）的物种，而且是非比寻常的适应。不谈生殖器，性别是令人惊奇和充满变量的，且对性别结构（种群中雌雄各自绝对数量及占比）不仅有着明显的影响，还能根据性别结构来做种群性别出生预测。性别既不会为我们的男性大脑或是女性大脑签名背书，也不会规定我们是该具有男性特质还是女性特质——即使是提及风险承担能力和竞争力，这些特质也经常被用来解释为什么男人更有可能攀至巅峰。

哪些地方离得了睾酮啊？如果没有某个"做真男人"的途径，也没有公认的所谓男性气质内涵（做指导和参照），睾酮要如何才能塑造男子汉气概呢？我们的思维、身体和行为皆受其影响，但是，睾酮既不是国王又不是幕后大 BOSS——竞争所需的强有力的荷尔蒙精华，敢于冒险的男子汉气概——如同第六章给出的解释，人们通常就会这样认为（这些恰是男子汉气概和幕后大 BOSS 的特质）。所以说就是大多数的男人导致了全球金融海啸，这很有可能就是个公平提法，目前流行的观点如"都是睾酮干的好事儿"和"激素多样化"，这类观点才能拯救我们。我们要想知道用有漏洞的"睾酮是王道"的观点去指导科学研究和解读公众辩论时会是什么样的情形，上面提到的就是一个很好的例子。第七章有结论。

对这个全新的、不断进化的性和社会关系的科学认知，我们应该怎样去理解？我们又能做些什么？

在本书的最后，展望"明天"（下部 未来你所不知道的性别密码），"睾酮是王道"的信条已死，科学继任者（新的性科学观点）取而代之，应该会转变我们看待社会变革前景的思维模式。不再是我们假设的，认定性别差异是"生物学的"、"与生俱来的"、跨文化的普遍特性，或是性别选择适应性的表现了。就像最后一章解说的：我们被束缚住了。那么，我们到底想要一个怎样的社会呢？

看来你不用怀疑"睾酮是王道"的理论是否会在本书中所描述的猛烈抨击中幸存下来——就像被阉割的家养狗狗那样，顽强地寿终正寝——并且继续在公众舆论和科学猜想中徜徉。既然如此，那我们就盼着它能宁死不屈，坚守阵地，或者即使被一点一点蚕食吞噬也还能留点儿蛛丝马迹吧。

不过说真的，"睾酮是王道"的提法快完蛋了。它扭曲了我们的过去、现在和未来，误导了我们的科学研究，同时还强化了一种不平等现状。是时候对它说再见，然后大步向前了。

引言
FOREWORD

———

　　不久前，我的小儿子奥利在做家庭作业时遇到了一个难题——原来在他们学校的露营活动中，每个男孩都需要和一个女孩组队，他在对此进行描述时，不确定文中该用"Sex"（生理性别）还是"Gender"（社会性别）。

　　听到奥利提出这个问题，"哟！"我兴高采烈地嚷嚷道，"这可是个有趣的话题呀，奥利，我可以给你好好讲讲"。我窃喜，觉得这简直就是天赐良机——正好可以让我给他灌输灌输啥叫女权主义。

　　听到我们的对话，奥利的哥哥很无奈。你可以想象荷兰小毛孩儿"嗖"的一下，把手指从豁牙缝里拔出来，周围的人倒抽冷气、嘴角抽搐的场景，那你大概就能明白奥利的哥哥当时的表情有多纠结了。

　　端着严肃的架子，无视他这个表情，我开始对奥利展开真理布道——大谈特谈"Sex"和"Gender"两个概念的差异，但随即很快就被奥利打断了："妈妈，你只需要告诉我选哪个就行了！"他不耐烦地说："我还有乘法作业要做呢。到底选'Sex'还是'Gender'呀？"

儿子会有这样的疑问，我一点儿也不意外。

"Gender"（社会性别）一词，从 20 世纪 70 年代末起，一开始是用以界定生物学意义上的性别，也被用来描述男性化和女性化的观点和身份，即社会学中界定的男性和女性。提及"Gender"（社会学性别）时，有一种观点认为强调的是社会结构当中的角色——社会赋予男性或女性的定义——造成的两性差异，不是生物学中冷冰冰地揭示男性和女性性征。但这种观点很短命。自 20 世纪 80 年代起，"Gender"（社会性别）这个词也开始取代"Sex"（生理性别），用以描述某人的性别究竟是生物学意义上的男性还是女性，甚至还包括用在人类以外的动物身上。现今的问卷调查经常要求你填写自己的"Gender"，尽管预设的是你所给出的答案是基于你有"小妹妹"还是"小弟弟"，不用把任何性别心理因素或偏好纳入考量。

当你去办信用卡业务时，相较于二选一，如果你特别指出自己某些方面行事比较男性化，而某些无伤大雅的地方，行事则偏向女性化，那么工作人员可能不会感激你。这种应用上的不确定性，剥夺了"Gender"（社会性别）这个词最初的含义和指向。取而代之，现在一些女权主义科学家则使用"Sex/Gender"或者"Gender/Sex"的条目，来强调当你判定自己性别时，总是要综合考虑自己绕不过去的生理性别和社会性别的双重解释。虽然这么干听起来意义非凡（本书第四章和第六章有详细解读），但我们读起来感觉就太晦涩了。因此，当提到以生物学意义上的性别为基准来作比较时，我会用"Sex"；当说到社会属性时，我就用"Gender"。

其次，为了增强可读性，我就做一下牺牲，不卖弄学问啦。我不顾进化生物学界的反感，选用"滥交"这个词，而不用更精准的专业术语如"一夫多妻制"、"特别二元耦合"、"一妻多夫制"、"繁殖交配"。在我看来，"滥交"是一个高价值含量的词条，但无论用在本书中有什么暗示，都请你不要作道德评判，尤其是在第一章提到的那些诸如淫矶鹬的特性。

PART ONE

过去

性科学史

愤怒之外，我亦满怀希冀，

只因我深信人类完全具备让自己变得越来越好的能力。

—— Chimamanda Ngozi Adichie

奇玛曼达 · 恩戈兹 · 阿迪契

她的成名口号是"我们都应该拥护男女平权"

CHAPTER 1

果蝇的畅想
——为什么是雄性竞争，雌性选择

为什么是雄性竞争，雌性选择

在生殖选择中，一个或多个性伴侣对雌性来说没差别

所有雄性都是花花公子吗

事实上，"父亲比母亲更多"

无论是滥交还是竞争，都不是雄性繁衍成功的保障

······

为什么是雄性竞争，雌性选择

有段时间，我曾和一个开玛莎拉蒂的男人约会。当我无意中将这事儿透露给母亲知晓后，她夸张地大声道："天哪！那可是一辆玛莎拉蒂啊！"随即她又感叹道，"那他一定有很多女朋友！"

即使我已经成年，妈妈仍然会凭借她丰富的人生阅历，对我察言观色，若是判定我干的事情、做的决定，事后铁定会吃苦头时，她就会用这种欲盖弥彰的语气来讽刺点醒我——那样的日子一去不复返了，至今回想起来，我仍然对妈妈心存感激。

这个不怎么高明的隐喻所揭示的关联性，还有一段很有趣的科学故事。20 世纪中叶，英国生物学家安格斯·贝特曼用果蝇做过一系列旨在揭示男性女性在进化过程中所产生的心理差异的实验——人们所熟知的关于两性心理差异的论调即根植于此。

如果你也认为，男人开玛莎拉蒂就和雄性孔雀开屏所产生的效果一样，那么，你就会被安格斯·贝特曼的这个里程碑式的研究触动。达尔文的生殖选择理论给安格斯·贝特曼的研究带来了灵感——前提是在此之前，达尔文的自然选择理论已被人们广泛接受。

安格斯·贝特曼的研究所得出的结论是其中一个备受争议的亚理论。自然选择是一个过程，即遗传性状的版本不同，其变化频率会随着时间的推移而改变。这是因为一个性状的某些变种比其他变种，能获得更大的繁殖成功率的缘故（也就是生物演化进程是由生存选择和生殖选择来共同推动的）。

生殖选择理论的提出，在某种程度上可说是一种尝试。它试图解释为什么很多雄性物种爱炫耀，比如雄性孔雀爱炫耀尾羽——而这种现象却令达尔文自然选择理论陷入了尴尬境地——毕竟，如果生存的首要目标是不被其他动物吃掉，那么拖着一扇巨大、抢眼、拉风的尾羽实在算不上什么优势。

当然，达尔文的研究结论是对动物繁衍规律进行翔实考察后得出的解释。（恰如《自然》杂志的一位记者对那段科学史的记录："尽管维多利亚时代以保守闻名，……但是求爱的动物们想从博物学家手上记录本的字里行间里溜走，无论在哪里几乎都没有成功过。"）这些田野调查催生了达尔文《人类的由来及生殖选择》中很著名的观察记录，同时也解释了两性存在性别差异的原因：

几乎所有动物中，雄性都比雌性更有激情。因此，雄性之间才会通过战斗，在雌性面前充分展示其魅力。

从另一角度讲，可以将雄性之间的战斗更准确地表述为同性竞争。达尔文提出：一方面，生物的有些特征通常都会由雄性遗传（比如雄壮的身形或大鹿角）。因为这些特征能增强雄性的战斗力，帮助它们打败同类竞争者，以获得雌性的青睐，从而增强自己的繁殖优势；另一方面，那些卓尔不凡的特征（如美丽的羽毛、性感的体味、令异性回味的叫声）能增加雄性对雌性的性吸引力，为成功繁殖锦上添花。

达尔文承认，他所描述的上述模式有时候会颠倒过来，即雌性被描述成更爱争强好胜，更爱装饰打扮；而雄性则变得很爱挑剔，并且没那么雄壮。达尔文并不认为这种情况很常见，虽然两性均面临着被挑选的压力，但雄性的择偶标准往往更容易妥协。他指出，在某种程度上，这种情形可能要归因于精子和卵子在大小和运动性方面的差异。然而，安格斯·贝特曼正是基于此想法而进行了深入研究后，才对"为什么是雄性竞争，雌性选择"的疑问，第一个给出了令人信服的解释。

在生殖选择中，
一个或多个性伴侣对雌性来说没差别

安格斯·贝特曼的研究目标是测试生殖选择理论正确与否。和自然生存选择一样，生殖选择也需要在繁殖成功率存在差异时才能起作用——毕竟如果每个个体都能成功繁殖后代，那就没必要优胜劣汰了。正如达尔文所说，如果生殖选择在雄性身上发挥出了更强大的作用，那就意味着雄性在繁殖成功率方面差异更大。也就是说，在繁殖成功的对象中，失败者和成功者的差距会拉大。安格斯·贝特曼通过果蝇实验首次对该假设进行了测试。

安格斯·贝特曼进行了六组实验，将雌性果蝇和雄性果蝇（这里的果蝇是黑腹果蝇）关在玻璃容器里三四天。因为每只果蝇都有天生独特的突变：有些极富个性的名字听起来肯定会让你很带感，比如"刚毛"、"秃毛"、"毛翅"；而有一些你看上一眼都能令你毛骨悚然，诸如微型的甚至是没有眼睛的"细头"果蝇。每只果蝇都有一个显性突变等位基因（单个基因的两个副本之一）和一个隐性正常基因。最终大约四分之一的后代会因父母双亲的基因成分发生突变，遗传自父亲的占四分之一，遗传自母亲的又占了四分之一；最后还有四分之一的幸运儿，其后代不会发生突变。这个基因遗传规律，使安格斯·贝特曼能估算出每一对雄性和雌性生育的后代比例，及每一只果蝇交配的性伴侣数目。

安格斯·贝特曼通过 6 组果蝇实验配对得出两种结果：一是雄性的繁殖成功率较之雌性表现出更大差异，比如 21% 的雄性没能生育出后代，相比之下雌性只有 4% 没能成功繁殖；二是估算雄性的性伴侣数目也显示出更大差异。这两种结果为解释"雄性竞争，雌性选择"的现象奠定了基础。

安格斯·贝特曼因此得出结论：雄性越滥交，其繁殖成功率越高，而雌性的繁殖成功率恰好相反。雄性繁殖后代的成功率在很大程度上受制于其授精成功的雌性数量。而雌性在第一个雄性处获得的精子就已经足够了。所以，一个性伴侣或多个性伴侣对雌性来说没有差别。这个观点我们现在觉得听得多了，见怪不怪，但在当时可是个重磅型的发现，高瞻远瞩。

然而很大程度上，安格斯·贝特曼的研究成果在随后长达 20 多年的时间里被视若无睹。之后，美国进化生物学家罗伯特·特里弗斯在一篇具有里程碑意义的论文中，深入阐释了安格斯·贝特曼的这个观点。他在这篇论文里更明确地解释了卵子和精子的经济效益：雌性需投入一颗又大又珍贵的卵子，而雄性只需贡献一个又小又单一的精子。对比二者可知，雌性的投入更大，雄性的贡献则微不足道。罗伯特·特里弗斯还指出，比起卵子和精子的原始配子贡献，这种生殖成本极不公平，包括妊娠、哺乳、养育和保护等，因性别带来的生殖投入差异悬殊。

所有雄性都是花花公子吗

哺乳动物当中，雌性在繁殖中扮演着举足轻重的角色。至于我们人类，我坚信，每一位生育过的女性读者都会认同这一点——因为我自己就是在第一次怀孕时才明白这一深刻的事实的。记得曾经读过一篇旨在赚人眼球，没什么价值的文章，里面把分娩描述成一种生理极限挑战，就仿佛坐在汽车里的人，却要通过排气管爬出来一样。已经生育过的女性朋友看到这里，肯定会嗤之以鼻。

美国进化论学家罗伯特·特里弗斯推测，生殖繁衍过程中，雌性通常投资更高，所以它们坚持要找到最合适的雄性来交配，决不妥协。尽管雌性交配质量差且付出的成本相当高，但雄性仍会为尽可能多地在雌性体内播撒廉价的、批量生产的种子，而与劲敌一决高下。罗伯特·特里弗斯认为，这样会导致一种后果：因为雄性在交配过程中损失通常较少，所以它们会遗弃现有的后代，而寻觅新的性伴侣，以期繁殖更多的后代。

上述罗伯特·特里弗斯不遗余力的阐释，其实早在很多年前安格斯·贝特曼的结论中就有体现，而且后来也得到了大众认可。很长一段时间里，安格斯·贝特曼的结论（后以他的名字命名为贝特曼原理）被视为生殖选择理论的指导原则和基石。在解释男女进化差异的说法中，类似于孔雀尾巴的效用，被玛莎拉蒂或办公室角落闪闪发光的大奖杯等取代。可以试试把"有很多女朋友"的描述，泛化为"拥有很多雌性"；把"成功的男人才开得起玛莎拉蒂"泛化为"成功男人所具备的特质"，凡此种种。从进化论的角度看，一个追求崇高地位的女性，就有那么点儿像渴望拥有一辆自行车的鱼儿一样（意即所有这些对男人来说代表地位崇高的特质，对于女性就是毫无意义）。

密苏里大学圣路易斯分校进化生物学家朱丽玛·唐·马丁内斯说：

直到最近，那些确证无疑的假设，奠定了生殖选择研究的基础，也就是说，卵子是金贵的，而相对来说精子就仿佛无穷多似的，廉价得很；生殖繁衍中，雄性会滥交，而雌性则变得挑剔，只和非常好的性伴侣交配，大概是因为单个雌性只能和一个雄性配对成功；相比雌性，雄性的生殖成功率差异更大，所以雄性要去竞争，并且可以和不止一个雌性交配。这就意味着一部分雄性可以和很多雌性配对，而另一部分雄性只能和少数雌性配对，或者根本没有雌性配对。因此这种繁殖差异会借助生殖选择定律来挑选出优秀雄性个体具备的特质写入基因遗传代码中。

我一向很认同安格斯·贝特曼的观点，直到遇到一位生物学教授，与他深入交谈后才明白，在过去的几十年里，进化生物学界，生殖选择的提法在概念和实证个案上都发生了剧变。如今，人们还会引用安格斯·贝特曼和罗伯特·特里弗斯的观点，很大程度上是情感作祟。而令人震惊的是，我们即将看到的第一组矛盾的数据，恰好就是来自于安格斯·贝特曼的研究。

虽然贝特曼原理很容易唤起人们对花花公子的印象——坐拥豪宅，妻妾成群，但我们回过头来再想想诞生贝特曼原理的那个其实并不理想的玻璃箱，我们就会发现这份让世人瞩目的安格斯·贝特曼生殖选择研究报告所诞生的实验，在那之后一直到21世纪初都没重现过，而且似乎也没有被仔细检验过。

正是如此，为了进一步验证该报告的成果，当代进化生物学家布莱恩·斯奈德和帕特里夏·高维对其重新进行了检验。他们在重做实验时，承认他们比安格斯·贝特曼当初极为有限的条件多了许多优势，包括借助现代计算机等辅助工具，采用更精密的统计方法等。或许我可以大胆地再加上一句——这 50 年来女权主义者们已经洞悉了文化信仰是如何影响科学进程的。和研究安格斯·贝特曼理论的现代批评家一样，布莱恩·斯奈德和帕特里夏·高维也对安格斯·贝特曼"突破性的"研究表现了相当的敬佩和尊重。但是正如他们随后指出的那样：鉴于研究的"基本性质"，了解"安格斯·贝特曼的数据是稳健的，分析是正确的，结论是合理公正的"这一点很重要。恰恰得出的结论正好相反：布莱恩·斯奈德和帕特里夏·高维重新检验的结果揭示出安格斯·贝特曼生殖选择研究报告中的某些重大问题。

首先，你要明确一点，安格斯·贝特曼选取的是不同的突变果蝇变种，他只计算了实验中幸存的幼虫。如此他能揭示的只是变态变异类型成功完成遗传接力棒，繁殖出下一代的情形。如果这种方式令你不那么舒服地联想起一只苍蝇要多么不幸才会同时继承了父系和母系双方的突变基因，那么你就离发现"基因突变会影响后代存活率，但安格斯·贝特曼只计算了实验中幸存下来的幼虫"这个重大问题就只差一步之遥了。

姑且遵循他的推导方式，反过来想想，如果仅是遗传了其中一个突变基因，或是一个也没有，这只果蝇更能存活下来，那么最多这个突变基因只是存在于亲代遗传的一方。这样一来，就有相当大比例的受精个体亲代遗传的情形没有或只是部分解释清楚了，这就导致了存在一个不容忽视的误差范围的问题。

对于这个问题，安格斯·贝特曼的确意识到了，而布莱恩·斯奈德和帕特里夏·高维则给予了量化。他俩观察得出，在安格斯·贝特曼的一系列实验中，有三分之二的实验，其数据表明，雄性比雌性成功繁殖了更多后代——但这在逻辑上是不成立的，因为每一个后代有且仅有一个父亲和一个母亲。换而言之，在对雄性的后代数量进行统计时，这些数据明显有偏差。（重复计算数值）这个偏差不容忽视，它正是导致得出雄性和雌性在成功繁殖子代数目存在差异的重点，要知道，以这种方法得出的数据偏差，可能会放大雄性差异（雄性成功繁殖的数量更多）。

朱丽玛·唐·马丁内斯和布兰特·莱德率先提出，即使不考虑安格斯·贝特曼的数据偏差源头，一个致命错误也依然存在。虽然他俩承认安格斯·贝特曼的研究是"灵巧的和一流的"，但同时也指出，安格斯·贝特曼那个著名的发现——只有雄性受益于滥交，因被认定为普遍法则而永垂不朽——实际上只适用于安格斯·贝特曼的最后两组实验。

因为某种扑朔迷离的原因，安格斯·贝特曼把最后两组实验数据和前4组实验数据分开分析，然后单独做成两个独立的图表。值得一提的是，在前4组实验中，数据表明，雌性交配的雄性数量更多时，繁殖成功率则较高，虽然比雄性还是少了一些。然而在文章的讨论部分，安格斯·贝特曼主要关注的还是符合"雄性竞争，雌性选择"的观点的实验结果。正如朱丽玛·唐·马丁内斯所指出的，这种选择性忽略的做法随后被其他人延续了下来：

除了少数人例外，后来的研究人员大多数都采纳并且依赖于安格斯·贝特曼实验5和6的数据（安格斯·贝特曼根据最后两组实验所得出的第2个图表）。有关生殖选择的普遍论述，甚至在涉及研究动物行为的教科书中，几乎总是呈现第2个图表。其论述也总是跳不出安格斯·贝特曼研究所得出的结论，常用作解释为什么雄性滥交，而雌性虽保守又挑三拣四。实际上，前4组实验成果，以及任何有关雌性繁殖成功率的增长是视雌性的性伴侣数量而定的论述，都在文献资料中找不到了。

事实上，"父亲比母亲更多"

为了检验安格斯·贝特曼的实验成果是否有明显的人为操作或者存在选择性忽视，布莱恩·斯奈德和帕特里夏·高维重新分析整合了 6 组实验的所有数据。他俩幽默地指出，如果是安格斯·贝特曼自己这么做，那他就可以自豪地宣布这个雌性滥交获得繁殖红利的第一个证据了！生殖成功率伴随着交配对象的数量增加而提高，对于雌性和雄性都适用，且双方增长幅度相似。鉴于父系后代的计算误差，布莱恩·斯奈德和帕特里夏·高维得出结论："安格斯·贝特曼的结论并没有大量严谨的统计数据来证明——雌性的繁殖成功率不会因其交配对象的数量增长而提高。"

说贝特曼原理和他观测的数据自相矛盾，可能也算不上什么马后炮。但对研究生殖选择感兴趣的进化生物学家们而言，并没有因为安格斯·贝特曼在 1948 年就已经发现他们所需要知道的一切，就懒惰懈怠蹉跎几十年。他们一直忙着做实验。当代研究已经证明了贝特曼原理的确适用于很多物种，但对于很多动物明显不适用，果蝇只是其中一种。在 2012 年的一份行为生态学学术杂志上，一张列举了 39 个物种，并且涵盖整个动物界的冗长表格表明，雌性滥交，其繁殖成功率会更高。虽然在这些物种中，这种关联性对雄性来说会强那么一点点，但有时也会和雌性一样（例如，在黄松花栗鼠和野生东方蝾螈这两个物种中即是如此）。在解释为什么滥交不是雄性的专利时，这个发现令人大跌眼镜。目前已知动物界中雌性存在很多滥交现象，种类从果蝇类到座头鲸，尤其是在灵长类动物中更是比比皆是。研究人员之所以有这样的发现，很大程度上要归功于 DNA 亲子鉴定技术。这项技术使得研究人员得以撕下遮掩雌性有滥交自由的朦胧面纱（尤其是鸟类当中有很多种类的雌性曾被认为是坚守一夫一妻制的忠贞代表）。想想鸟类的求偶方式吧：在某个种类的特定领地或场地中举行的求偶派对上，雄性之间为了争夺雌性交配权，会展开"赢者通吃"式的较量。这是雄性竞争而雌性选择的范例。但在有些物种中，通过 DNA 亲子鉴定技术的进一步检查表明，结果是颠覆性的：研究者对一只美丽的海鸟——黄胸鹬进行了长达两年多的观察后发现，它们的行为符合鸟类求偶方式的传统预期。一只雄鸟很幸运，在观察期的第一年就参与了 80% 的交配狂欢派对，并且在第二年达到了 100%。你可能会说，冒着风险拿下"鸟王"的皇冠对这只雄鸟来说意义非凡。但利用 DNA 亲子鉴定技术测试这期间孵化出的 160 多个后代，却发现存在很多隐形交配的现象。在接受测试的 47 窝幼鸟里，结果显示这些后代至少是 59 个雄性共同努力的成果。无视"赢者通吃"规则而成功繁殖撞大运的失败者,远不止一两个。同一窝的幼鸟可能有不同的父亲。这就意味着"事实上父亲比母亲更多"。别忘了在此之前,我们设想的是它们当中遵循的是胜出的雄性作为王者,独享整个种群的雌性,把它们都变成自己幼鸟的母亲的情形。此外,大多数雄性仅只和一个雌性生育后代,但惊人的是,40% 的鸟巢中的幼鸟却远不止有一位父亲。

这是怎么回事?很大程度上,惯例的解释几乎没有参照对比性。就好像古代土耳其宫廷里的苏丹王的嫔妃们,不经意间议论她们的王时,恰好被苏丹王逮个正着,她们语无伦次地解释道:"噢,不,那个孩子不是您的——那是第二个男仆的女儿……呃?啊,不好意思。他也不是您的孩子,他是司机的儿子。别急,王,我们肯定会找到您的孩子的。纳迪亚……纳迪亚!这些孩子当中,你记得哪一个是王的吗?哦,是的,那就对了。那边正和同母异父兄弟一起玩的那个男孩儿,他就是您的孩子了,几乎可以确定了。"

正如加州大学尼克·戴维斯分校的行为生态学家萨拉·布莱弗·赫尔迪指出的,事实上早在 20 世纪六七十年代,就已经有关于雌性滥交的惊人报道了。以大型猫科动物为例,发情期的母狮子通常会和多头雄狮子交配,次数一天多达百次。或是，我们再看看草原狒狒。据报道，狒狒们会积极地寻求大量短暂交配。然而，这些观察结果都没有撼动传统观念的壁垒，哪怕是一丝裂痕也没有出现。萨拉·布莱弗·赫尔迪挖苦道，也许是因为"理论上这种现象不应该存在吧"。这正如人类学家所讥讽的："如果我不信的话，那么我就看不见它了。"

无论是滥交还是竞争，
都不是雄性繁衍成功的保障

在对"雌性信守忠贞、遵循一夫一妻制"的观念发起挑战的人当中，萨拉·布莱弗·赫尔迪可谓是其中翘楚。在她还是哈佛大学研究生时，就已经研究过一种印度的灰黑脸长尾叶猴。她发现，雌性会频频引诱其他交配对象，而不是它们所谓的"名义上占有它们、充实其后宫的王者"。萨拉·布莱弗·赫尔迪的文字叙述当中透露出智慧的曙光：

那是在印度拉贾斯坦邦大沙漠附近，惊鸿一瞥中，我看见一只长尾叶猴——这个令我前后断断续续花了近十年时间来研究的物种，它是一只雌性长尾叶猴。当时，它正离开原生族群，迅速地穿过布满花岗岩的陡峭峡谷，去接近一群雄性长尾叶猴，并使出浑身解数诱惑它们。纵然我有着一双在哈佛练就的"慧眼"，却仍缺乏相应的知识储备，来解释这种看起来奇怪而不可思议的行为。唯一值得一提的是，我当时立刻

意识到这种四处流窜且看起来"淫荡"的行为，在
长尾叶猴的生命中是极其普遍常见的。

鉴于"超额"交配的风险和成本（比如离开族群后的患
病风险、遭劫掠风险，以及时间和精力成本——原本那些
可以花在其他如觅食等重要事情上），有必要对雌性长尾叶
猴的这种行为做出合理解释（萨拉·布莱弗·赫尔迪认为，
这样做有利于模糊父亲的身份，从而使同母异父的后代降
低被"许多个父亲"杀死的可能）。受这个著名的科学发现
启发，研究者们脑洞大开，奇思妙想层出不穷，试图找出
雌性动物能从多重交配行为当中获得什么样的收益。看起
来这似乎仅只对女性显得公平，那么女性在找借口哄骗伴
侣时，也能用进化论的腔调打趣道"是我的基因悄悄让我
这样干的"——此处我仅基于以上观点给出一种选择。雌
性滥交的好处包括有更多基因优势、生育更健康的后代、
诱发精子竞赛汰劣存优。甚至有人认为，雌性可以通过与
原生族群之外的群体的多个雄性发生性关系，来耗尽对方
族群的精子储备，破坏竞争对手的生殖繁衍进程，降低生
殖成功率。

如果你觉得最后一个观点像"恶魔博士"的邪说多过对
自然天性的描述而荒谬可笑至极，那也许是因为贝特曼原
理成功地模糊了雌性竞争的概念。多年来，研究者一直假

设的是，即使是最平庸的雌性也能以平淡无奇的技巧诱使一个饥渴的雄性给自己授精。每个成年雌性都会一个接着一个地繁殖后代。因此，几乎没有生殖选择的压力迫使雌性演化出区分优劣的进化特征。

但萨拉·布莱弗·赫尔迪也指出，30多年前以及目前正在进行的研究都一直在论证，雌性的地位和境况对其繁殖成功率有着重大影响——特别指出的是，在较长时期内，雄性繁殖成功率的差异在某种程度上，受"皇帝轮流做，今年到我家"的影响。在灵长类动物中，地位低的雌性的排卵可能会受到附近地位高的雌性的抑制，甚至还会因受到它们的骚扰而流产。即使它们能侥幸成功分娩，其后代也会因食物短缺、外界骚扰而无法茁壮成长，甚至被没有血缘关系的雌性杀掉。更令人毛骨悚然的是，这些杀戮成性的雌性甚至会吃掉它们亲手杀掉的幼仔。与此同时，在黑猩猩这类动物中，地位较高的雌性会以更快的速度繁殖。它们的幼仔也就更有可能存活下来。这显然是因为它们可以占据更丰富的觅食场所。

资源和地位对雌性来说很重要。（说到这里，的确现在可能是一个好时机，借此提醒我们自己"尊卑有序"所传达的雌性礼节。）人们发现，占主导地位的雌性哺乳动物能获得更多更高质量的食物，占领更好的水域或巢穴，其被捕食的风险也较低。因此"在各种哺乳动物中，占据了主导地位的雌性，其繁殖成功率得到提高，这是一个广泛而普遍的现象"。你若想想在孕育、哺乳乃至帮助其幼仔顺利地融入世界的这一过程中所需的一切条件——食物、安全保护，也许是能优先使用的饲养场地，或是一个漂亮的小巢穴，就会明白前文的结论是言之有理的。那些在物质资源和社会资源竞争中能赢得更多的个体，更能成功地将它们的基因传给下一代，甚至凭借这些后代的质量（优秀个体的优势基因得以传承），或者地位的继承传至千秋万代。简而言之，无论是滥交还是竞争，都不是雄性繁衍成功的保障。

鸟类和鱼类更容易出现"超级奶爸"

对贝特曼原理直觉上的第三个挑战是——雄性也可以挑三拣四。当然，如果一开始就假设，雄性用于交配的精子近于无限供应而廉价至极，那么，继续讨论就毫无意义了。但事实证明，这种认为雄性精子成本低得微不足道、存量无限的假设是一种严重误导人的思维方式。一些科学家已经指出，观察结果和个人经验也都证实，雄性不是提供单个精子来匹配一个卵子，而是一次性提供数百万个精子（人类男性一次提供的精子数量高达 2 亿以上），混合在大量的精液分泌物中。生物学家总结道，这种状况会因物种的不同而有所差异，总而言之，"雄性以低到可忽略不计的成本，产生难以计数的精子，这种陈旧观念错得离谱"。事实上，有一种雄性蜘蛛，交配一次就会耗尽精子。一次射精不能确保授精成功，所以只能继续追加生物投资。除贡献精子外，还有其他的交配成本。很多雄性物种会献上"结婚礼物"，比如营养丰富的精子库，捕获的猎物，甚至是它们自身身体的某些部分。对任何物种来说，交媾比授精着床更耗费心血，需要更多求爱的时间和精力。

说一千道一万，"一切为了繁衍"对某些物种的雄性来说是个让它们一决高下的好理由。这个话题为许多业余动物行为学家提供了许多有趣的案例研究，也间接指出，交媾是为雄性贴上的一个重要的生物价值标签。有些雄性物种，比如臭虫和獠牙鹦嘴鱼，用"吝啬鬼"的方式解决精子消耗问题。根据雌性获得精子后的生殖质量，极不情愿地"量入而出地控制着射精的分寸"。像袋鼩这样的动物则完全相反，简直就是"牡丹花下死，做鬼也风流"的动物版：雄性抓住短暂的生殖旺季，尽情挥霍精子，一直交配到死。

而对雄性圣安德鲁十字蜘蛛来说，交配的代价更是高昂，乃至于它仅仅只能交媾一次。墨尔本大学进化生物学家马克·埃尔加向我解释道，因为在非常特殊的情况下，"十字蜘蛛愚蠢地弄折了性器官，为了避免它尴尬，雌性干脆就吃掉它"（难怪它们呈交叉的十字形）。其他物种则用自我约束的贞操观来降低交配成本。马克·埃尔加的实验室每周都会给雄性竹节虫（俗称"麦克利幽灵"的虫子）提供交配机会。很明显，它们除了整天把自己伪装成一根竹棍，就没有更多需求了。它们活跃起来时会抓住交配的机会，但十次当中只有三四次成功。雄性粉虱甲虫、摩门螽斯和欧洲椋鸟也一样，经常都对雌性的魅力无动于衷。事实证明，即使是花花公子的代表——雄性果蝇，有时也会拒绝雌性的求爱。其原因大概是它们在为理想伴侣节省精子。

鉴于安格斯·贝特曼故事原始版本的复杂性，其得出双亲的投资和关爱之间没有直接联系的这一结论也就并不让人惊讶了。多年来，人们的关注点都被雄性那令人眩晕的生殖能力带偏了，以至于都忘了追问：所有被授精的雌性都来自哪里？人们往往会忽视这样一个事实：大多数雌性生下后代抚育成长，可能就已经忙得团团转了。平均算来，雄性的繁殖成功率不可能超过雌性。这归因于一个简单的事实：每一个后代的诞生都需要一个父亲和一个母亲。进化生物学家汉娜·库克和迈克尔·詹尼斯都指出，一个雄性和几十个雌性交配，生育几十个后代，理论上这样的可能性很小。现实中，雌性之间的竞争非常激烈，只有少数雌性能够被授精。他们提出，罗伯特·特里弗斯的亲代投资理论：

> 含蓄地认为，雄性会比雌性面临更多竞争性伴侣的对手，对它们而言，非常好的策略就是加大对武器装备、装饰品或其他可以赢得交配机会的特性上的投资。然而，存在一个有力的反驳：当情况变得棘手时，聪明的个体为达目的就不择手段了。

有角的蜣螂就是一个绝佳的例子。这个物种中，个头较大的雄性生有长角，它们会在雌性用来交配和产卵的巢穴通道里进行激烈的角逐对抗。但是当长角的雄性在巢穴通道处跌了跟斗时，那些较小的根本就没长角的雄性，就会不费吹灰之力取而代之。它们只是从侧门潜进巢穴，找到雌性，并完成交配（顺便说一句，雌性对更符合它们传统的优秀追求者没有表现出什么特别的偏好）。这种情况下，雄性采用了两种可能的繁殖策略其中的一种，较为聪明的"不走寻常路"的做法，能够规避高昂的战斗成本和武装投资成本。

但是其他物种中，雄性可能会进化出一种更普遍的"不走寻常路"的父系抚育。一个物种是否演化出父系抚育现象，似乎取决于许多不同因素相互作用的结果，目前人们还没能完全弄明白。但毫无疑问的是，比起哺乳动物，父系抚育在鸟类和鱼类中更常见，因为哺乳动物的妊娠期和哺乳期需要母亲付出巨大的生物学成本，至少其中的有些种类能常常见到父系抚育这一现象："如很多雄性经常会保护、营救、巡逻守护、看顾照料、领养、带着幼仔，抚养庇护幼仔，喂食，和它们玩耍以及训练它们。"

交配策略会"因时空、生态学和社会学的影响而灵活变化"

必须指明的是，上述所有事例并非为了从道德层面上证明人类就真的和黄胸鹀、竹节虫和黑猩猩一样，也不是从原始角度暗示高级女性管理者会受到压制或是干扰女实习生排卵，或者在儿童保健中心工作的女性想杀害你刚学会走路的孩子，甚至可能会吃掉他。同时，也并不能得出生殖进程中的性别角色差异是无足轻重的这一结论。更确切地说，我们所讨论问题的重点是——动物界性别角色的多样化简直令人难以置信：不同物种，生物性别是由配子型号（两条性别染色体）来定义的；相应的，也不能决定交配和亲代抚育方式。这就意味着，受著名的贝特曼原理启发，所得出的有关人类性关系的观点，适用于其他所有动物，而人类则享有豁免权。人们对此提出了质疑。

但同样重要的是，即使在同一物种内，也不必在描述其生物天性时固守一个模子，千篇一律——特别是在抒写它们如何完成生殖繁衍这项伟大的事业上。比如，当食物资源匮乏时，雌性田野蟋蟀就会表现出非常激烈的竞争性，大概是因为雄性能给它们提供营养丰富的精子包吧。然而，一旦周边资源充裕，有能够满足雌性尽情享用的花粉时，雌性田野蟋蟀在对待雄性时就会切换到更"传统"的、精挑细选的方式。谁还会认为花粉有扭转生殖选择天性的能力呢？

再如，雄性两斑虾虎鱼在短短几个月内会因交配、照料孩子而丧命。所以，雄性与雌性的整体比例会发生巨大波动。这种环境变化会对特定物种的交配策略产生深远影响。"这种季节之初，雄性之间竞争十分激烈，目的是为了获得性伴侣；进入求偶期，雄性会更加活跃。然而，一旦来到季节末，作为求爱对象的雌性……则反客为主。"剑桥大学的动物学家尼克·戴维斯在一本专门研究林岩鹨（或篱雀之类的鸟）习性的书中指出，19世纪中期，有位业余鸟类学家，同时也是一位可敬的神父，"曾鼓励教区的居民，效仿林岩鹨谦卑的生活方式"。然而，尼克·戴维斯通过辛苦的田野调查记录了林岩鹨中盛行的"稀奇古怪的性行为和变化多端的交配体制"，这主要取决于雌性领地的大小，以及雌性和雄性战斗力的匹配度。根据尼克·戴维斯的描述和归纳，林岩鹨多样的配对组合实在是令人眼花缭乱：一个雌性和一个雄性，一个雌性和两个雄性，一个雄性和两个雌性，或者两个雌性分享两个雄性。于是，尼克·戴维斯幽默地指出，"要是这位爱鸟神父的教众都跟风学习，教区可能就乱了"。

简而言之，瑞典生物学家马琳·阿·京和英格丽·阿内斯总结指出：即使同一物种，其生物性差异也不能完全决定交配策略。相反，交配策略会"因时空变化、生态学和社会学的影响而灵活变化"。他们注意到，相比之下，亲代抚育就没有这么灵活。但即使如此，有时在同一物种内部也会有变化。比如，在有些野生日本猕猴族群中，成年雄性负责保护、携带并且照顾 1—2 岁的幼仔。然而，在日本其他地方不同族群的雄性猕猴中，并没有同样的父系抚育，或根本没有父系抚育。甚至涉及某些原始交配行为时，交配行为的开放程度和灵活程度也远远超乎我们的想象。这一点我们会在本书的中部详细解释。

了解了这么多过去的事，那么未来我们将何去何从呢？进化生物学中，生殖选择是一种处于骚动期的兴奋状态。观察或实验暴露出的真相，又扭转了人们头脑中根深蒂固的观念。而这种观念的转变让人们把长久以来坚持的各种假设扔到了九霄云外。"一个开着玛莎拉蒂的男人"是一种很有趣的现象，确实深具研究价值。但是，在人类生物学上，他是等同于长着漂亮鹿角的雄鹿呢，还是说他那"一尘不染的豪华轿车"，就好比孔雀闪闪发光、豪华拉风的大尾羽呢？话说回来，那就是另一码事了。

CHAPTER 2

探索人类性进化史——
男人一年内也能生 100 个孩子吗

任何男人都能在一年内生 100 个孩子吗

女性在排卵期不性感吗

男人和女人都会遇到是走肾还是走心的问题

为什么"一生一世一双人"才是众望所归

特殊研究："今晚，你愿意和我上床吗？"

娶一个"好女人"，暧昧多数"坏女人"

……

任何男人都能在一年内生 100 个孩子吗

我听过许多有关新生儿的故事，其中我最喜欢莉莉的那段生娃趣事。莉莉是我在加入的妈妈帮里认识的。一开始她的故事听起来平平无奇。她在怀孕的前 3 个月时总是感到疲倦、想吐；在 4 个月到 6 个月期间，她能吃能喝、胃口极大。与此同时，胎儿在子宫里飞速成长，且日趋安稳。之后，她变得步履蹒跚，这让她很不自在。临产前的 3 个月，婴儿差不多发育成熟，她也感到越来越疲劳。终于，莉莉要生了，只不过比预产期提前了几天。但这并不是危险重重的早产，她只是没做好心理准备，觉得不太方便而已。

发作时，她丈夫正在美国海外机构工作。在长达 24 小时的回程飞行中，因一路担心莉莉和未出生的孩子，她的丈夫睡意全无。飞机在墨尔本着陆后，他就心急火燎地赶往医院，随后被带到分娩室。当他看到莉莉正在做最后的努力时，心急如焚，三步并作两步地跑向莉莉。然而，由于旅途疲惫，再加上又突然撞见病床上的一小摊血，顿时恶心眩晕，以至于摇摇晃晃地跌倒在了病床上。哭笑不得又被分娩阵痛折磨得没什么耐性的莉莉使劲儿推开了他，不过，这位可怜的准爸爸在为妻儿腾出空间时，砰的一声摔到地板上，头部和无情的地板来了一记火辣狂吻。

众人吓了一跳，好在他的伤势不太重，现场医护人员赶紧过来，迅速而温柔地给他包扎好伤口，便把这位帮倒忙的准爸爸推走了。可怜的莉莉正在产房为他们的儿子降临世间而拼尽全力，孩子的爸爸却昏迷着被塞进轮椅里，享受着凉风拂面，轻触他因风风火火赶过来而红扑扑的脸蛋儿！

我想说的是，接下来我的表达可能不够明确，从而通过上面这个故事来帮助大家理解。

当我们把话题转到新生命降临世间的奇迹时，一旦男性提供了精子，哪怕他之后的贡献乏善可陈，也还是会被认为比某些人做得好。这就是为什么乍一看会觉得男性生殖潜力能轻而易举地超过女性的原因。心理学家多罗西·恩南指出，"在一个完整的月经周期内，女性只能排出一个卵子；而在此期间，男性却能射精……100 次"（虽然总有人希望他不会被如此幼稚地计数）。

据估计，如果从所谓的"优生优育"角度来看，女性一生大概可以生育 15 个孩子，个别女性甚至还能超过这个数字。比如看看这位叫费奥多尔·瓦西里耶夫的俄罗斯农夫吧，他的第一任不知名的妻子怀孕 37 次，总共生下了 69

个孩子。然而，女性的非常高的纪录的平均生育人数是每人生育 10 到 11 个孩子。这是由一个宗教组织——哈特尔教派的妇女在 20 世纪早期共同创造的令人印象非常深刻的集体成就。我们经常说，一个男人在一年内能制造的婴儿数目是这个平均数的十多倍。但也经常被告知，这势必会被认为是造成进化论内部不协调的噪音。布拉德利大学心理学家大卫·施密特解释道：

> 试想，如果一个男人在指定的一年内和 100 个女人随意性交，就能生出多达 100 个孩子。可是，那些恪守一夫一妻制的男人，在相同的时间里却只能和他的配偶生育一个孩子。从进化论的价值观角度看，这反映出男人正面临着强大的选择压力和强大的适应性问题；因为从男性的性交策略看，这里至少存在一些性交偏好。

这个推理过程显然受到了安格斯·贝特曼的影响。男人可以不费吹灰之力即可完成这项充满快感的体力活。这一切都在暗示我们，对雄性而言，生育仅仅是轻巧地贡献一勺精子。正如我们在前一章所见，生殖行为在很多物种中表现得明显更复杂些，那些长期大行其道的"睾酮是王道"的假说一旦被人们深入研究，就会轻而易举地被推翻——

反过来，人类呢？

　　想想多罗西·恩南的假设，一个女人在30年里（性成熟后）平均一周过一次性生活。现在，她一共生了9个孩子。那么你自己都能轻而易举地推算出，她平均要做爱173次才能怀上一个孩子，并且前172次做爱没有造人成功，这里面就隐含了一个前提：她有一个不顶用、不能"一击即中"的性伴侣。任何男人想要达到大卫·施密特的理想标准，或者想弄明白怎样才能一年内生100个孩子，都值得跟随多罗西·恩南一起把这件事琢磨明白，并搞清其遵循的时间表。

女性在排卵期不性感吗

如何能生 100 个孩子？首先，这个男人必须找到一个极能生育的女人。为了帮助年轻的读者理解，我有必要指出一点——纵观人类进化史的大部分时期，社交软件 Tinder 并不太可能玉成此事。正如前一章提到的，世间可供男人无限享用、又能为他生育的"女儿国"是绝不可能存在的（即使有也是在梦中）。多罗西·恩南认为，在尊崇历史和传统的社会中，可能有高达 80%—90% 的育龄妇女能随时为生育做好准备，或由于其正值哺乳期，暂时不能生育。剩下的女性中肯定有人已经坠入爱河，至少也有在意料不到的情况下发生了性关系，或许还经历了重重考验的可能。我们先假设，男性都在有限的女性中找到了合适的对象。那么下一步，他必须要在激烈的竞争中打败其他对手，因为其他男性也想和能生育的妇女完成造人计划。假设这需要一天时间，那么为了完成一年和 100 个女性做爱的目标，从那之后，男性就要每两到三天重复这一环节，抓紧时间和越来越少的女性做爱，至少不低于 99 次。需要注意的一点是，这一切发生的前提是：男性必须守住自己的地位和物质资源，并保持作为一个优质性交伴侣的竞争力。

这种付出听上去会让男人感到筋疲力尽，那它又能带来什么样的生育回报呢？对健康夫妇来说，怀孕的概率会比较大。随机性交一次，怀孕的概率大概为 3%（取决于每月的时间），这一概率的波动范围在最低点的 0 到特别高点的近 9%。平均来看，在一年的激烈竞争中，100 个女人中只有 3 个会怀孕。虽然男人和同一个女性不断做爱，能提高造人成功的概率，但这肯定会打断其忙碌的日程。在这个假设的背后存在一个预设，即男人反对"无差别性交"原则，也就是说，没有将长期不孕的妇女（多罗西·恩南估计大约占 8%）或是长时间禁欲的妇女考虑在内，因为她们的月经周期会更长，排卵较少，不太可能性交一次就成功受孕。也排除了未满 20 岁和超过 40 岁的女性——因为她们的月经周期更长，且不排卵。除此，我们最好还要忽略精子的损耗，也要注意忽略另一方面——该男人的精子率先到达卵子的可能性。在不切实际的理想条件下，男人一年内要和 100 个女人发生一夜情，并制造 100 个孩子，这项年度计划的成功概率大约仅为 0.000000000000000000000000000000000000000000000000000000000000000000000000000000000000000000000000000000000000000000000000000000364。

你可能已经想到了改善这种低生育率的灵丹妙药——让

男人只注意那些处在排卵期的女人。不过传统观念认为这不可能实现。不同于其他物种的雌性，排卵期的女性并不会为自己广做宣传。但最近的调查结果发现，男性认为女性的排卵期具有的某些特质，比如身体分泌物的气味，更具吸引力。也有结论认为，女性的排卵期并不十分隐秘。然而，这一切是否可行仍需存疑。一项针对已婚妇女的大规模调查研究发现，没有任何证据表明女性在排卵期更性感。这也的确揭示出微妙的性吸引力对男性性爱随意的影响更大。生物人类学家格雷格·拉登指出：

> 你不得不小心对待这项诸多受限的研究，之后，你要仔细观察数据，研究这种模式（如果它存在的话），以保证其不被忽视。如果男人主要被排卵期的女人吸引，而对非排卵期的女人不感兴趣，那么，结果显而易见。

无论生 100 个孩子的目标（通常都会超标）诱惑设定得多么恰到好处，哪怕就是在梦中完成这项壮举。但是抱歉，生育 100 个孩子的概率仍只有 0.000000000000000000000000000000000000000000000000000000000000000000000000000000000000000000000000000748！让这个数据更直观一点，人一生中被陨石砸死的概率也只是 0.000004。

男人和女人
都会遇到是走肾还是走心的问题

据说，女权主义者是一厢情愿的思想家。然而事实并非如此，在上锁了的忠贞之门外，一望无际的沃土原野绵延至远方，任由男人播撒种子。各个文明的狩猎采集时代，人们的生活方式应该最能反映祖先的过去。据估算，一个男人最多能生12到16个孩子，而女人最多能生9到12个，两者的差别并不大。但这个差异在"牧人—园丁"（采集和农业时代的过渡时期）社会是比较大的。相比女性，男性的生殖差异在增大。尤其是在集约型农业社会更大，因为农业社会使一小部分有权有钱的男人拥有大量妻妾。但更大的男性生殖差异似乎不可能普遍存在于进化史中。相反，它只存在于特定的生态环境、社会环境和经济形势中。其实反映男女生殖差异的数据并不容易获得。然而，由圣安德鲁大学的吉利安·布朗主导的研究，汇编了全球范围内文化谱系的18个相关数据，包括当前人口和历史人口，以及多种交配机制可以体现这一点。也许有人可能会认为，在一夫多妻制的社会中（那样的社会，一小部分男人会有很多配偶），男人之间可能会比女人有更大的生殖差异（有时差异很大，而在某些情况下则没那么明显）。但重要的是，整体情况在一夫一妻制的社会中并非如此。

简而言之，在一年内要想成为 100 个孩子的爹，即使这事儿放在石器时代，不是张三李四王二麻子——是人就能实现的。事实上，一个滥交的男人，如果想实现这个目标，就要在一年内和 130 多个女人做爱，才能有 90% 的胜算超过信守一夫一妻制的男人一年当爹的概率。而且为了达到这个目的，还需要非比寻常的条件安排——给这个男人建立一座储备充足、经验丰富的"后宫"。

"后宫"在人类以外的灵长类动物种群中有着"特殊地位"，当然，在人类历史上，她们只属于一小部分男人；而在缺乏财富等级划分和权力等级制度的狩猎族群中，其具体情况就不为人知了。显而易见，视女人如财物，如今在世界上许多地方仍见怪不怪。美国圣母大学的人类学家丰特斯告诫人们：

采用反映男性成功生殖潜力的不靠谱数据会适得其反。因为没有证据显示，在人类或其他灵长类动物身上，规律性地出现过如此戏剧性的终生生殖偏差。以这样的假设作为出发点，即使只是一个猜想，也是奠定了不切实际的基础，它可能会被用来编造各种脚本。在错误的假设前提下，只能产生错误的结论。

或许我们不必搞得那么学术：祈祷好运吧，进化论心理学的假想家们。

顺便说一句，进化论心理学家肯定不会提出，男人只会对"万花丛中过，片叶不沾身"感兴趣；或女人只会憧憬渴望"一生一世一双人"。例如，持类似观点的学者解释道，男性和女性都会酌情采用短期或长期性爱策略，尽管这种策略不一而足，或是针对不同的伴侣特质而设定。但在我们人类进化史的大部分时期，性行为都"受到本能欲望驱使，占有更多的性伴侣，并进行更加频繁的性行为"。

正如大卫·施密特描述的那样，把"短期性爱策略"归咎于男人，已经不能自圆其说，也不是一个提高生殖成功率的合理路径。我们应该以一些与代表性漫画作品中（虚构或不真实）的描述相反的证据，用来解释当代西方男人和女人的性行为。在《具有挑战的卡萨诺瓦：在滥交青年男子的刻板印象之外》里，维克森林大学的心理学家安德鲁·史弥勒观察到，"那些四处过夜、处处留情的家伙符合我们的预期；而那些守着'一生一世一双人'承诺的家伙，看起来才是例外"。然而，安德鲁·史弥勒继续解释道，这些看法都是建立在颠倒的现实之上的。

为什么"一生一世一双人"
才是众望所归

显而易见，性行为研究并不能仅仅停留在人们对性欲和性行为的个人陈述上，完全寄希望于道德的约束，人们所给出的答案并不理想。为了更顺应性行为的双重标准，男人和女人倾向于以不同的方式操控（如色情、自渎等）。实际上，令研究性行为的科研人员最头痛的是男性所反馈的可靠异性性伴侣的平均人数要比女性高得多。由于异性恋性交要求同时出现一个女人和一个男人，所以这在逻辑上是不可能出现的。这个逻辑矛盾，似乎在很大程度上要归咎于男人夸大其词的报告，因为他们"更想夸大地虚报'大概的'性伴侣人数"。一旦男人的"猎艳记账本"上有大约 15 个性伴侣，他们则倾向于回答"大约值"，而且最终常以 5 的倍数来结尾（他们通常这样描述：让我们瞧瞧，有苏西、珍妮、马莉妮、露丝……差不多 50 个吧）。男女性伴侣平均人数的差异在老年人那儿体现得更大，因为人老了，记忆就不行了。男人用明显浮夸的数字夸大了两性性伴侣人数上的差异，而生殖选择只能作用于真实性行为所导致的生育繁殖结果，虚构的数据毫无意义。

即使我们出于顾及男人脸面的考虑，采用了他们的反馈数据，但性行为差异也只是程度上的差异，而不是种类上的差异。当然，目前男人普遍都会表示，相较于女人，他们对性开放更感兴趣——至少在已经完成的、跨时空的、不完全的人性横向调查中是这样的。但这项调查并没有明确划分性别界限，卡萨诺瓦的男性性交模式，也不太适合大多数男人。让我们再看看英国第 2 次有关性态度和性生活方式的全国性调查（以下简称 NATSAL）。这份调查随机抽查了年龄在 16—44 岁之间的 12000 多人。同样地，这些数据仍不可全信：16—17 岁的男性称，他们比同龄女性平均多出 0.4 个以上的异性性伴侣；35—44 岁的男性则声称多 9 个。这一切表明，随着时间的推移，这些调查数据变得越来越浮夸。尽管如此，在刚过去的三个月、一年，甚至 5 年里，男性和女性的性伴侣普遍都只有一个。在他们一生所拥有的性伴侣的总数中取中位数，男人是 6 个，女人则是 4 个。这些保守数据暗示，只有很小一部分的男性在去年有 5 个或 5 个以上的性伴侣：约占样本总数的 5%（相比之下，女性则仅为 2%）。

毋庸置疑，男性可能幻想着和许多不同的女性发生关系，但又不能无视自己的偏好。即使当男性被问及拥有多少性伴侣，才觉得理想化时，他们和女性的答案也并没有太大差异。甚至他们还会表现出强烈的厌恶感，不愿意执行英雄任务清单——这个清单要求他们频繁更换临时性伴侣，为的是能出现理论上超越信守一夫一妻制的男性的理想成功生殖率。

NATSAL 的调查还发现，绝大多数的男性和女性，都宁愿拥有一段完美的一对一的性关系：男性人数占到 80%，而女性则是 89%。在年龄段特别大的一组（处于 35—44 岁之间），男女倾向于一对一性关系的选择差异甚至更小：男性人数占 86%，女性则是 92%。令人感动的是，绝大多数已婚或同居的男性对于一对一的性关系都非常满意。在一夫一妻制的理论下，两性之间的粗略差异似乎也越来越现实，至少根据接受调查者的自我反馈是这样的。大规模极具代表性的全国调查发现，丈夫只是稍微比妻子更有意向发生婚外性行为。另外，我们也不用觉得单身女性就需要特别的怜悯：NATSAL 调查结果显示，有 78% 的受访单身女性非常想拥有一夫一妻制的性关系，而单身男性则是 67%。最终，人们据此提出设想：男人之所以会努力获取社会地位，是为了获得生殖机会。而事实可能与该设想相反，社会地位高的男性，极有可能和守贞专一的人结婚，最不愿意在一夜情上投入过多，徒耗生命。

特殊研究：
"今晚，你愿意和我上床吗？"

尽管如此，似乎有一个臭名昭著的二人组研究，通过对女人和男人在性别天性方面的鲜明对比，来支持"睾酮是王道"的观点。他们就是罗素·克拉克和伊莱恩·哈特菲尔德。在他们的研究中，把年轻貌美的男人和女人作为诱饵安置在大学校园周围。这些诱饵在他们的引导下用这样的话术去接近异性并搭讪："在校园里我一直注意你很久了。我觉得你很有魅力。"在类似唐突的开场白后，他们会发出以下三个邀请中的任意一个："今晚，你愿意和我约会吗？""今晚，你愿意来我的住处吗？""今晚，你愿意和我上床吗？"

研究结果显示，男人和女人同意约会的概率各占50%。有69%的男人同意参观女人的住处，甚至更多的男人愿意和女人上床。但几乎没有女人对参观陌生男人的住处感兴趣，更准确地说，没有一个女人同意上床。在丹麦和法国开展的类似研究也发现，男人更可能会接受隐晦或直白的一夜情邀请。

这项研究不是拿来作为闲暇的谈资，而是经常被视作研究滥交倾向的性别差异的"真实"研究。也许正因为如此，一个实实在在的性诱惑可能令人们改变念头，或使他们更乐意反馈自己不想要什么。值得一提的是，受访者是毫无戒心的，甚至在受访时还会大吃一惊。这项实验在他们做出回答后很快就结束了。我们不知道，那些同意约会的女人中有多少人最终会与邀约者发生关系，也不知道男人对这种几乎难以置信的性邀请能有多认真，或者说那些接受邀请的男人最后会不会去。据我所知，我对于给出诸如"好，当然"这样的回答，其真实意图仍旧无法确定。言外之意到底是自鸣得意，"看来我很性感、是太有魅力了，眼前这位完完全全是一个真诚坦率、精力充沛、精神健康的女人，想要把我带到一个私密的地方做爱"；还是幽默调侃，"太有趣了，你朋友同意你和别人过夜了吗？或许这很奇怪，但是我会很有礼貌的"。事实上，在一项后来的书面模拟研究中（在这个研究中，研究者会为参与者描述场景，并要求他们想象一下自己的答案），总体来说，男人即使在消除尴尬后，也并不愿意接受这种随意的性邀请。即使在显得稍微合情合理的情况下也是如此。有一名自称是学生的参与者建议，在性邀约之前最好能设置一个简短而礼貌的对话，因为很多男人都表示，他们可能不会对直截了当的性邀约感兴趣，理由是"太直白了，有些奇怪，让我感觉她们的性生活很放荡"，并且"想脱掉我的裤子，一次聊骚还是不够吧"。

　　第二个明确的反对理由，正是这项研究实际上最想揭示的：女性可不想被谋杀、被强奸、被抢劫，或者说对引诱潜在变态狂也不感兴趣（这项研究的实施者和其他参与者的确都明确了这一点）。在最初的书面模拟研究中，女人常常把面临这些情况时的感受形容成：对方鬼鬼祟祟，充满危险，像变态狂一样，并以此为理由拒绝邀请。

　　总而言之，"今晚，你愿意和我上床吗？"针对这个问题的调查结果，呈现出一种巨大的性别差异。这在性心理学调查中从未被观察到，它亟须得到解释。单纯将其作为女人和男人之间性别本质的根本差异记录下来，可能会显得很草率。密歇根大学的心理学家特里·康利及其同事在最近的工作中，揭露了造成这一著名调查结果的原因，同时也阐释了一个重要观点：社会现实表明，这些被选中参与研究的女人和男人，参与的并不是同一个实验。鉴于多年的劝告和警告，女人参与实验不仅仅意味着将自身置于那样的处境，更是典型的"自找麻烦"。这一切还得感谢性行为的双重标准，才令女性有了更深层次的考量。

娶一个"好女人"，暧昧多数"坏女人"

首先，正如罗素·克拉克和伊莱恩·哈特菲尔德所指出的那样，一名接受了一夜情邀约的女性，会被她自己和其他人认为是"荡妇"。和美国社会相似的一些地方，有些人反对把性行为双重标准当作一种文化遗产。当然，正如有一次我去拜访我大学时的男朋友的家时所发生的那样，这种态度是能转变的，有时候甚至转变得非常快。当时他父亲极力反对我和他睡在同一间卧室，理由是我们还没有结婚。他的母亲恭敬地听完后建议说：如果是这样，那他最好架好梯子，爬上阁楼，找到野营床后把它带下楼清洗干净，还得修好床腿，妥善地将床放置在书房，然后找床单铺好床。听完之后，他的父亲考虑了好一会儿，最后总结说，经过认真考虑，人确实应该与时俱进了。

时代已然改变，一些书面模拟研究的实验结果（通常是和大学学生一起）找不出性的双重标准的证据。或者这种证据只存在于特定的人群，或是在不太常规的性行为活动中才会出现。但是，当研究人员抛弃书面上的虚拟描述，而选择与人交谈时，这种性的双重标准确确实实出现了。正如一份大学生民族志的研究表明，"据报道，大多数学生对异性恋都有双重标准，他们把女性分为'好女人'和荡妇"。这份民族志这样总结男学生的典型态度：

男人有权利进行几年的性实验。也有很多性开放的女人跟他们一起实验；一旦我不再进行这个实验，我就会去找一个"好女人"，经营一段长期的性关系（或者说是找个妻子）。

当然，词典中，并没有和"荡妇"这个词对应的形容男性的词汇。康科迪亚大学的艾米尔·奥图尔在回忆录《女孩终归是女孩》中这样评述：

我知道有太多用来描述那些有过很多性伴侣的女人的词汇——淫妇、淫娃、荡妇、贱人、贱货、破鞋、娼妇、便宜货、自行车、骚货——而只有一个词用来描述同样的男人——小白脸。这个词通常还带有一种莫名其妙的幽默感和成就感。

这一评述提供了一个强有力的性道德暗示。同样地，在一项关于学生语言文化的研究中，与"小白脸"非常匹配的词是"hoebuck"。这是一个非常温和的俚语。当我试着用谷歌搜索时，最先蹦出来的是"Hoebuck 不动产"。如果"Floozy Homes"（"荡妇的家园"）有一天成了房地产项目的备用名，那我们才将意识到的确已经没有性的双重标准了。若是从文化价值观的角度来评价一夜情的影响，显然会比个人观点更有分量。思想相对进步的大学生们虽然并不支持性具有双重标准这种说法（虽然与女学生相比，男学生没那么激烈地对此表示过拒绝），但他们也的确认为会有其他人那么做。

同样容易被忽略的是，性的双重标准会使女性遇到各种各样的风险，而这些风险可能是所有人都意想不到的。一项针对北美女大学生的大规模研究发现，她们在第一次轻率的"连接"（性交）中获得性高潮的可能性只有11%。然而，守之以礼的前提下，入眼所见，性高潮并不是性接触中的一切。女人如果有过一次性高潮体验，就会有六倍的意愿更乐意去享受连接彼此的性爱。接下来的访谈解释了为什么女性享受到性高潮的几率会如此之小。学生们普遍认为，对男性来说，重要的是在任何情况下都能获得性满足；而对女性来说，则是在某一段恋爱关系中获得性满足更为重要。无论如何，都没人认为必须让女性在单纯交媾的行为中获得性满足。相对来说很多男性在使女朋友获得性高潮后，会觉得自己充满男人味儿，而对于性伴侣并没有这样的感觉。主持这项研究的人援引一位参与者的话，十分精准地捕捉到了男人这种自私的优越感：

> 另一个男人告诉我们："我所做的一切只想让她获得性高潮。"但当问他"是随便一个她还是某一个她呢？"他回答道："女朋友的那个她。至于仅仅是上床对象的那个她，我可不会费那个力气。"

倘若那个家伙正是那晚在学校邀请你和他上床的陌生人，结果又如何呢？

由此，我们可以得出几个结论：第一，一种实用的、与时俱进的"骑士精神"也许会应运而生——即男性为女性开门，为约会埋单的这种假设可能会被摒弃，而类似的体贴和慷慨会被卧室中的表现取代；第二，如果男性在四次里有三次败兴而归，而女性几乎每次无一例外地都享受到了完完全全的性快感。那么，两性间在一夜情上的热衷程度，其差异可能会缩小。

"一妻多夫制"
也许一直贯穿着整个人类进化史

有鉴于此,特里·康利揭示了学生参与者对罗素·克拉克和伊莱恩·哈特菲尔德的实验怀有幻想是毫不意外的。她发现,外界对求欢的女性和男性给予了不同的评价。男性求欢者被认为比女性更加危险,而女性认为,如果她们没有拒绝而是接受了邀请,总体来说,她们会得到更负面的评价,比如,更滥情、更放荡,社交不知分寸,性饥渴。相比之下,男性接受了邀请只会让他们声名鹊起,而不是令他们声名狼藉。有学生还猜测,与女性求欢者相比,男性求欢者可能不会是一个好爱人,也不太可能会为女性提供良好的性经验。这显然非常准确,至少在北美学生群体中是这样的。这些差异使男性和女性接受邀约的可能性变得大不一样,这样,潜在性伴侣的性能力就变得尤其重要了。

更重要的是,特里·康利还发现,这个案例不仅适用于罗素·克拉克和伊莱恩·哈特菲尔德的实验场景,而且也适用于真实的"约炮"场景(之前那些参与者已经受到过邀请）。而且，当对实验场景作调整，比如，牵涉一些名人或者一个亲密朋友，而不是一个完全的陌生人，试图以这种方式来降低风险、享受乐趣时，这些男性参与者和女性参与者都能感知和预见到—接受邀约的性别差异消失了。

当然，假设的书面性行为测试是有限的，特里·康利的研究也不能由此下定论。比如，其他研究并没有证据表明，男人和女人会从多个性伴侣中觉察出不同的社会风险，或者这会导致男女对性伴侣需求数目上的差异化。这并不是说，女人和男人在性方面就真的一样。但这些研究的的确确使人们会去关注这一点：对女性和男性来说，曾经有很多不平等的社会因素至今仍不平等，并且影响了他们的性爱策略。而这恰恰是人们以往很容易忽视的。讽刺的是，一名不认同特里·康利研究结果的杰出心理学家却着重强调，女性想和名人发生性关系的兴趣点"可能不仅仅只是受其性魅力的驱动"。正常情况下，性是和身份、名誉、性道德、"征服"和"荡妇"的概念、同辈压力、声望、权力、经济地位、人脉关系、文化塑造的性规范、身体耻辱或任何人的内在和外在其他复杂的部分分开的，因此，性爱策略会受到这些因素的影响。

这就为我们提供了一个重要观点（在下一章会展开）：贝特曼的镜头中观察到的性行为过滤了我们的人性。受心理学启发的研究人员是这样解释实验中那些心痒痒的男人拒绝交嫦的原因的，他们认为，"不忠行为被揭露之后，会面临失去重要性伴侣的风险，面临失去良好生育前景的风险"。然而，他们却忽略了一个再明显不过的理由：道德观、承诺、忠诚、没兴趣和他们不爱的人做爱等因素也会影响男人的性心理。可见，研究人员是在用繁殖结果来解释性约束行为，并认为，性似乎是剥夺了人类……交配的一切。而在下一章节我们将看到，其实并不清楚有多少人会那样做。

我说了这么多绝不是为了支持这个观点：男人或者放荡的女人的确在"天性"上也偏好一夫一妻制（意即外在表现具有欺骗性）。明尼苏达大学的进化生物学家马琳·朱克在《远古的想象：进化论告诉我们性和饮食是什么？我们该如何生活？》中指出，各种来源的证据表明，人类已经依据时间、地点和环境，利用各种社会条件来成功配对和生育了。"和饮食、运动，和那些人们幻想能变成一种'天性'的生物特征一样，我们不只有一种自然的性别模式。"她总结道。之前我们以为，受人口结构和经济发展条件的限制，一妻多夫制在小范围的猎手群、采集者，以及刨食谋生的种植者群体之间存在。但是，在特定的人口状况和生态环境下，一妻多夫制（一个女人有两个或两个以上的丈夫）比我们假想的更常见，在世界上的很多地方都存在。这便暗示了"一妻多夫制也许一直贯穿着整个人类进化史"。有趣的是，社会群体"显然能在极短的时间内大量废除一妻多夫制"。麻省大学波士顿校区的人类学家帕特里克·克莱金在《人类是（空白的）——无性生殖》中指出，你若想过，"在进化中考虑性交和配对的重要性，那么自然选择就应该为它套一件紧身衣，给我们一个更加严谨的蓝图，以便我们更好地跟进，……但似乎并不是那么回事儿"。

求爱的方式是多样的，
父母的角色也是多样的

从生殖选择发挥作用伊始，"睾酮是王道"的观点已经走过了科学史上漫长的一段路。根据普遍进化论的设想，跑车就相当于孔雀尾巴，争强好胜的男人用它来争取肥沃的播撒生命种子的女性领地，这就埋下了性别不平等的心理基础。正如在前几章所见，进化生物学的研究史，几十年来依托于"睾酮是王道"的观点，从所谓的精子廉价到假定女性竞争无意义，一直都在重新审视和挑战贝特曼原理。评论家在讨论人类时可以一针见血地指出，像海豹家庭的父权驱使动力的日子，如今已经一去不复返了。从前的假设认为，生殖选择几乎已经创造出了公认的性别角色——男人天性通常是这样，女人通常是那样。人们越来越意识到，求爱方式在一个物种内部或是跨物种之间存在多样性，而且父母的角色也是多样的。这种意识逐渐取代了之前的假设。

这种跨物种的多样性意味着没有统一的模板可以说明性别基因和激素成分如何影响大脑和行为（我们在第六章

会继续阐释这一点）。同时，在物种内，"性别角色"的多样化——想想田野蟋蟀、蜣螂、林岩鹨和非常明显的人类都指向一个同样重要的结论（我们将会在这本书末尾回顾）。生殖选择并没有把这些角色嵌入相关的性基因和激素中去，但却允许个人受到其所处的社会、物质环境、身体（根据个体差异）、经济、文化和政治环境的深刻影响。这一点很重要，因为正如我们在引言中了解到的，生殖选择深受睾酮的影响。这一观点已远远超出了性这个原本属于"卧室话题"的范畴。

最终，那个古老的故事声称，不仅是性别歧视和两性区别对待支撑起了玻璃天花板（建立在假设上的经不起推敲的性与社会的关系）——这并不是完全的。进化论的种种流言是导致出现这种不平等状况的核心。它悄悄地对男人说："那就对了，……继续努力，儿子。我知道，建议你一周花上八个小时待在科学实验室，这会让你变得越来越苍白，越来越瘦弱，可能还会使你弯腰驼背。我这个建议也许听起来违背天性，但这会让你更有魅力，使你能吸引几打又年轻又漂亮又能生的女人。你就相信我这一次吧。"相反，进化论又会对当了妈妈的女人这么咕哝："你确定所有的努力都是值得的？为什么不回归家庭，在你的孩子身上投入更多？哦，或许稍稍洗洗你的头发？这可能会使头发更有光泽——你看起来也更年轻。"

　　然而，这个老套的故事该翻篇儿了，是时候孕育它的新版本了。正如我在"妈妈帮"的朋友莉莉和她老公的体会：新生命并不会等所有人都做好了欢迎准备才来。所以，此处的辞旧迎新也一样。不管你是在分娩室为它欢呼，还是瘫倒在轮椅上抱头匆匆离去，它都已经在路上了。

CHAPTER 3

性的新角色——
突破"性"的认知

我们的"性"是有文化的

滚床单有 237 个理由，除了生孩子

男人做家务 = 做爱

以浪漫开始，以失落结束的"露水姻缘"

男人和女人谁更看脸

夫妻特质越相似，婚姻质量往往越高

......

我们的"性"是有文化的

在与那位开玛莎拉蒂的花花公子交往过程中,他送了我一副宝格丽的太阳眼镜,至今令我难忘。从传统的生殖选择角度看,这是一种非常聪明的策略,就像雄性凉亭鸟编织精致的凉亭以引诱雌性凉亭鸟一样。这也意味着,他应该拥有《让性选择为你工作:一本男人的手册》这本破旧的厚书,并且严格照书行事。进化心理学的消费行为观是:如同雄性狒狒给雌性狒狒提供食物,以换取性行为作为回报的生活习性类似,我们人类在异性交往当中,一方给另一方赠送礼物也带有这类暗示。对此,研究者们对人类的这种送礼行为进行了深入分析,得出这样一个结论:在这种强大的"剥离身份的环境"中,送礼物的主要动机是为了维护交际,重建社会身份,恢复人性。一位学者指出,礼物"揭露了一个重要秘密:收礼人会对送礼人形成某种认识"。那么这种认识如何产生呢?有些作家显然已经认识到了这种习惯极具诱惑力——"赠送礼物,已然演变成为男性独特的求爱方式",这让男人可以"炫耀他们的财力"。

　　然而，我相信，狒狒的饲料的作用肯定比不上宝格丽太阳镜，这是因为宝格丽太阳镜的昂贵能反映出重要的社会意义。即使英国的天气，人们几乎用不上太阳镜，但宝格丽太阳镜还是引起了一场百年难遇的身份冲突——这份礼物是适合我的身份，还是抬高了我的身份？几十年来，我的家人都没收过名牌饰品。可太阳镜带给我们家很多快乐。我们都认为赠送太阳镜的人情深义重。但很抱歉，我们还是会觉得，其心态有些像用孔雀尾巴去吸引狒狒。

　　在进化生物学领域内的人看来，一些作家试图轻松地来解释为什么人类的这种行为和其他动物非常相似，而且这种认知和思维模式是很糟糕的。甚至有人认为，动物中两个不同物种的相同行为也会有不同的作用和进化历程。

　　动物也会经历考验和磨难，但这不是它们需要忧心的事。雌性孔雀并不会凭着它独特的喜好和价值观，去评判雄性孔雀的尾巴是不是有点儿太花哨，并为此感到好奇。我认为，雄性凉亭鸟也从不会担忧，它们编织凉亭的精致程度是否能充分地反映出它们的筑巢能力。之所以这样说，是因为我们都是动物（只不过人类是高等灵长类动物），都由进化而来。但是，我们每做一件事，每一种经历，包括出生、进食、死亡等基础的生物进程，都会以人类独特的标尺去衡量。而"断言鸟的羽毛和跑车在吸引配偶的效果上是一样的"这一论调，在北卡罗来纳大学夏洛特学院的人类学家乔纳森·马克斯看来，是多么具有误导性。本书的前几章颠覆了一般人想象中的廉价的精子、巨大的生殖潜力和促成独特男性性本能的驱动力之间具有紧密联系的观念。而本章将从传统的生殖选择角度，彻底解开我们思想的枷锁，去思考人类的性不只是为了——或许并不是主要的——凸显生殖潜能。正如乔纳森·马克斯的提醒：

> 把人类（文化）的性和（自然）繁殖混淆，是典型的伪科学。当然，如果你是一只狐猴，性行为自然是为了繁殖。但如果你是一个人，性行为的目的就远远不只是繁殖，这便是进化论对于我们人类本性所产生的作用。

此后，他提出"如果你对性的想象仅仅停留在生物学层面上，而非文化层面上，那你很可能明白不了多少"。

滚床单有 237 个理由，除了生孩子

麦考瑞大学的人类学家格雷格·唐尼在一篇冗长而有思想的文章中提出："为了改变人们对进化论的认识，我们不仅需要更合理的数据，还需要更好听的故事。"他提出了一种另类叙事结构："男人——是——放荡的——性致昂扬的——狩猎者，或女人——是——挑剔的——备受追捧的——采集者。"这个故事是一场"漫长而缓慢的两性革命"，其核心是要让人们懂得"人类的性表达……长期以来并不只是成功配对配子。它的内涵很宽泛"。重要的是，这不是刻意要求人类要跳出进化论的视角去思考。事实上，在其他灵长类动物中有一个备受关注的案例可以说明，性也不是单纯为繁殖服务。

进化生物学有一个"功能变异"原则，指的是由一种功能进化而来的特征，又重新衍生出另一种功能。甚至教科书也是以明显非人类特征的羽毛作为例子来说明这一原则的。羽毛早先是从恐龙身上进化而来的，目的是为了保暖，然后是性展示，最后是辅助鸟儿飞行。今天羽毛仍具有这

三种功能。约翰·杜普雷以他一贯的幽默感指出，"并不能仅仅因为其电脑的很多基础技术"，"在开发时有做军事应用的考虑，就意味着我的电脑马上就要发起核攻击，或已经设计好了一些大规模杀伤性武器"。

毫无疑问，我们的性欲和性活动源于天性，虽然其最初的功能和目的是为了繁殖，但这并不妨碍它如今还有其他功能。性快感造成了一个"进化论体系的漏洞"。保罗·阿布拉姆森和史蒂文·平克顿在《充满快感：反思人类性行为的本质》中提出："允许性快感与其他非生殖的目的结合，例如，促进亲密关系，缓解个人紧张情绪和人际交往中的紧张局势。……性交带来的强烈快感，的确能鼓励性活动，促进生殖，但这已不再是它唯一的功能。"的确如此，人们做爱的目的除了生孩子，有时候还有其他原因。一项针对学生的调查发现，做爱的种种理由至少有 237 个。其中，我最喜欢的一个理由是"我想换个话题聊聊"。我一直很好奇，到底是什么样的场景会让人产生做爱的念头。是无聊的晚宴、尴尬的实验室会议还是质问谁忘了订购吸量管？更确切地说，关键在于性行为不再只是一种满足生殖功能的活动了。

为什么会出现这种情况呢？我不想解释，也不会因此而道歉。人类行为进化论的学术假设使我联想到了和爸爸一起玩的看图猜词游戏。我爸爸有很多特长，但在视觉艺术

方面并不擅长。玩看图猜词时，他不怎么会画图，只会画
直线，或歪歪扭扭地画在纸上，手里拿着铅笔疯狂地比画。
虽然，从技术上讲，把猜谜游戏的元素融入这个游戏中是
一种欺骗行为，但是在我家，这一切都心照不宣。我父亲
需要得到一切他能得到的帮助。在我看来，那些推测人类
进化起源情形的研究员和在看图猜词这个游戏中，我父亲
的队友处在同样的位置上。他们都想竭尽全力从令人绝望、
寥寥无几的信息中，辨认出一张有意义的画。

男人做家务 = 做爱

幸运的是，现在有一些线索可以表明人类性行为也有生殖以外的目的。我们在前一章已经看到过证据 A：如果没有繁殖的可能性，性行为发生的频率就会是一样的。如果考虑到性成本和风险，就会发现性行为只是出于单一的繁殖目的，而这个观点根本说不通。事实上，正因为如此，大多数动物身上的荷尔蒙在调节性行为时才扮演着重要角色。只有在有可能授精成功时，动物才会发生性行为。如果繁殖不可能成功，为什么要付出巨大代价来改良第二性特征和配子生产呢？又为什么还要冒着风险去求爱、交配甚至争斗呢？例如，如果你是一只雄鸟，去唱一首精心创作的情歌，这可能会引起捕食者的注意。当然，若是在疯狂的繁殖季节，这种行为很值得冒险一搏。同样，在雌鸟不生育、不发情的非繁殖季节，雄鸟会通过使用少量性腺以降低生物成本。这种情况会持续到来年，直到空气中遍布春天的味道。人类性行为显然不是这样。连其他灵长类动物的性交也摆脱了荷尔蒙的控制。如此看来，我们的性行为尤其显得没有生殖积极性。

证据 B 解释了非生殖性行为的相关主题：有时人类会像例行公事一样进行性配对，发生性行为。如此，女人不仅不会怀孕——事实上也不能怀孕。如果只是为了生殖，那么女性在不排卵时则不会和男性发生性关系；在产后和绝经后也不会和男性发生性关系。当然，有时和她们发生性关系的并不是男性。这就像有时很大一部分男性经常或总是和其他男性发生性关系一样。还有许多人类性行为，比如，爱抚、亲吻和口交等，这些性行为都不可能实现成功繁殖，可又偏偏存在。

证据 C 解释了人类性器的非生殖目的特点。支持这一论点的证据是，男性身上并没有（为了提高生殖成功概率而存在的）阴茎骨。人类学家格雷格·拉登认为，人类是如此独一无二的猿。因此，与大多数的其他猿类相比，男人勃起和性高潮的频率大大降低了：

　　　　对比猿类，男人性交通常需要付出更多劳力、花更长时间，并且与心理、性行为、社会等各种复杂因素有关。这一行为和社会关系紧密相关。当然，肯定也有多种例外。但实际上，典型的、正常的成年男性性交在某种程度上是复杂和微妙的，在很多方面都和猿类不一样。比起我们最近的亲戚——山顶洞人（智人），男性的性行为全都和关系相关。

当然，在谈到女人的性行为时，我们欣然接受这一切。实际上，娜奥米·沃尔夫在《处女：一本全新的自传》中，把有关女人性爱的观点提升到了一个全新高度。她主张：

> 他凝视着她，或者赞美她，甚至是叠一叠衣服，这些都不仅仅是一种非常高效的前戏；事实上，从女性身体角度来看，这是性爱本身的一个重要组成部分。

尽管我意识到，性可以采用极具想象力的非生育形式，但包括用叠衣服这种论调来证明女人和男人一样，就似乎有些过头了。当然，据我所知，没人会有异议，一捆紧紧的、精心搭配的袜子是成功唤起男人性欲的关键，抑或折叠得非常完美的床套对引起神奇的刺激效应也至关重要。这种非常简单的方案可用来减轻对于女人来说显得不公平的家庭负担。但我怀疑这可能需要女人花大力气去说服男人，尽管他们看上去好像是在做家务，但实际上是在做爱。"亲爱的，真的——我从未有过如此棒的性体验。你还能熨一熨擦碟子的毛巾吗？"但是，男人不仅对一对一的性感兴趣，而且也会对不需要承诺的性感兴趣，这就消除了男人与女人之间的典型差异——男人其实也会像女人那样只因恋爱而发生性关系。事实上，在之前提及的学生做爱理由的调查中，无论是女人还是男人，高居榜首的原因都是快乐，紧随其后的才是爱和承诺。安德鲁·史弥勒认为：

> 如果我们不再相信男孩和男人都是情感白痴和只是想要做爱的浪子，而开始相信他们是完整的、健全的人类，也有情感和关系的需求，想象一下，那样会发生什么？

以浪漫开始，
以失落结束的"露水姻缘"

一般认为，男性购买性服务是男性渴望获得纯粹肉体性行为的一种表现。然而实际情况下，购买性服务的男人只有一小部分，但他们却常常会被当作证据，用来证明所有男人都有购买性服务和有获得纯粹肉体性行为的欲望。可事实证明，至少在某些情况下并非如此。根据利兹大学社会学家缇拉·桑德斯的说法，有"相当数量"的男性会习惯性地购买性服务，或只是访问同性的性工作者。这似乎很令人惊讶，想想自然假设，购买性服务这一行为体现出男人进化而来的多样化性需求。约束性关系的义务、道德，以及性常常需要的双方谈判都无法约束对方。为什么要两次购买同一个女人的性服务？这在市场交换中，不就像洗车和买一串香蕉那样情感纯粹、无须承诺吗？缇拉·桑德斯从她对这些男人的采访中总结出：

掺杂了商业特色的两性关系，可以映射出传统

的浪漫，求爱的仪式，交流的模式和意义，性事的
熟稔，以及在"露水夫妻"关系中能找到的互相满
足和情感狎昵。

当然，这些"常客"仅仅是男人中的一小部分。人们肯
定也想知道，提供性增值服务的女人会如何看待这些"露
水姻缘"。缇拉·桑德斯的研究表明，即使在这种可能是非
常物化的性交易里，对一些男人来说，情感上的亲昵、信
任、交流和相知才是这些男人渴望并愿意为之埋单的重要
部分。早先，在一项有关白人中产阶级购买性服务研究的
访谈中，也出人意料地反映出了相同的主题和动机。访谈
发现"仍有大多数人想通过这种艳遇，试图把客观现实的
性交易编织成为浪漫爱情"。研究者们还发现了很有意思的
一点，即这种交易完成后，男人通常会马上或适时地产生
"一种失望和扫兴的感受"。正如一位受访者坦言的那样，
这是典型的"晨勃后"反应，而且相比之前在心理上有一
个惊人的逆转：

性事结束，有一种好像做错了什么的感觉。因
为你刚刚经历了某些事，而这些事无论如何都对塑
造人性或是人性的建设没有任何意义。……因为在
那之后，绝对是零交流的。完事儿了，就这样，拔

屌无情。对于刚刚才"亲密接触"的那个女孩儿，你不会再提起兴趣。事后，就是一种深深的、扫兴的感觉。

或者，就像一个 31 岁的男人向缇拉·桑德斯解释的：

> 性爱，显然是一种非常亲密的行为。当和素昧平生的人一起走进去，和她们做爱后又走出来，你会感到很滑稽。然而，当你经常见到某人时，这种事儿的感觉就更像是一种恰如其分的人际互动。

"一种恰如其分的人际互动"。所有有关"配偶策略"的说辞都让人联想起那些遗憾的画面——人们在会议桌上争论不休，桌上铺满了当地单身酒吧的地图，上面插满了旗子。其实这是混淆了某个观点——恰如格雷格·拉登所说，我们"建立（关系），（追求）心理上和肉体上的性感受，为的是不以生殖为目的的性爱"。

男人和女人谁更看脸

说人类的性行为只是为了生殖，这种认识非常狭隘，事实上，它的诞生只是为了使两性之间的性行为得到一种简单又看似合理的解释。一旦我们不再受这种认知的束缚，再去观察人类的性行为，那么所有的一切看上去也就不再那么理所当然——男人应该追求成功，而女人担心自己看起来是否永葆青春。比如，持"睾酮是王道"的观点的研究者经推理得出，只有女性的外貌和她非常重要的生殖能力密切相关时，才主要表现为年轻态，外表上多多少少会保有女性之美。但是，从纯粹的生殖角度来看，女性有很好的理由去吸引相貌英俊的小鲜肉。有些进化心理学家认为，女性已经进化出一种"短期的性交策略"：在这种策略的驱使下，寻找男人并发生一夜情。在这些女性看来，这些男人要有良好的遗传基因，迷人的脸孔，诱人的身材，仿佛行走的男性优良基因的活体广告一般。

而且，就像萨拉·布莱弗·赫尔迪前段时间指出的那样，"年长的男人……即使他还能生育，可能也会在输送精子的同时附加一种基因突变"。与此一致，最近的研究已经确定，在老年男性的精子中，"新型"突变（即那些在配子中首次出现的而非遗传上的突变）出现的频率会更高，以及它们导致遗传疾病的概率会更大。之所以这样认为，想必是因为男人越年轻，他的"优质基因"的状态就越好。然而，尽管如此，男人也不会为了让自己看起来更高些，去穿不舒适的松糕鞋；也不会花费大把的钞票去支付 V 形脸手术费，以使他们看起来更养眼；或是支付垫下巴的手术费，让他们的下巴看起来更帅；又或者是排长队在额头上注射肉毒杆菌，做一些让自己显得更年轻的手术。男性对痛苦而昂贵的身体驻颜术缺乏热情，这表明了一种可能：当谈及（男性）性吸引力时，生殖潜力的不足能够并且可以被宽容地忽略。

当然，外貌在生殖选择和浪漫决策上显得至关重要。这不仅仅是社会习俗观点：我们八十几岁时就没那么赏心悦目了。但是，一旦从老掉牙的生殖选择故事中跳出来，人们就会更理性地提出质疑，男人会不会更在意女人的外貌，而女人是不是会更关注男人的资源？一位学者指出，第一个问题的数据"已经被广泛地大量收集了，参与者是城市中的中产阶级，他们通常都接受过大学教育"，他们来自"进化成各具特色的文化环境和生态环境，——他们从事雇佣劳动，参与本地、本国和全球市场，接触大众媒体，居

住在人口相对集中的地区"。在研究一些经济模式更接近我
们祖先的小族群的择偶偏好时，比如，在坦桑尼亚从事狩
猎采集的"哈德扎"，或在厄瓜多尔从事狩猎和园林种植的
什族人，并没有发现证据可以证明外貌在选择性伴侣时何
等重要。例如，在后者的研究中，加州大学洛杉矶分校采
取的对比样本显示，外貌具有"典型"的性差异，而在什
族人中却没有这样的差异。

夫妻特质越相似，婚姻质量往往越高

那么，能促成人类成功配对的宝格丽太阳镜——代表着男性资源，这又是怎么回事呢？正如我们在第一章看到的，概括性的假设——女性的资源和地位无关其繁殖成功的结论是错误的。这些因素在包括灵长类动物中，对于成功繁殖至关重要。萨拉·布莱弗·赫尔迪提出（这份声明只需稍做调整，你就几乎可以看到，简·奥斯丁小说中母亲和儿子在客厅里所发生的故事）：

> 很明显，雄性在挑选雌性时，有了进化后的意识，不仅要基于生殖能力，而且还要基于养活后代的可能性。当两代人的影响可能变得重要时，雄性还必须考虑雌性的地位、亲属关系和家族势力。

当然，跨文化研究确实发现，女性更关注潜在伴侣的物质财力。但是，正如约翰·杜普雷指出的：

　　想一想吧，首先，在大多数社会里，女人拥有的资源的确更少。同时，女人也常常期待能依赖她们配偶的财力。这个观察结果并不需要做深刻的生物学解释。

　　毫无疑问，初期，母性造成了对他人的依赖。（生育后代）这项工作忍饥挨饿又耗时耗力。但我们从第一章对雌性蟋蟀的描述中可知，雌性蟋蟀可以根据实际的"经济"环境，灵活地调整交配策略。一个越是推崇两性平等的国家，伴侣财力的重要性在性别上的差异就越小（这和其他偏好的重要性一样，比如，贞操、美貌等）。何况在一个国家的测试案例中，并不存在两性共同享有的经济平等。心理学家温迪·伍德和爱丽丝·伊格里发现，择偶偏好在1939年到2008年已经发生了明显变化，男人挣钱，女人持家的传统角色被一步步地打破了。在男性选择配偶时，良好的财务前景、教育背景和智力因素所起的作用日益重要；而烹饪和做家务的能力已经变得越来越不重要了。男性自称，对"资源价值观"不感兴趣，只需要女人有正确的政治意识。这些变化都如实地反映在美国的婚姻模式中。在过去，女人越有钱，受教育程度越高，往往越是不太愿意结婚，而现在更是如此。正如温迪·伍德和爱丽丝·伊格里指出的，这意味着女性如今享有了"和男性一样的婚姻模式"。

事实上，我们可能很快就会挥手告别经济刺激繁衍的爱情故事，在之前的那种爱情故事中，其模式是女性的生育价值匹配男性的物质财富，他们安定下来后会尽可能多地生养儿女。在某些文化中，我们在更大程度上真正想要的是具有某些与自己相同特质的配偶。行为生态学家皮特·巴斯特和史蒂芬·姆伦选择了两个互补的角度——"可能吸引力"和"相似吸引力"。他们按照进化论相关的说法将长期伴侣的重要品质分成了如下几类：财富和地位、对家庭所作的贡献程度（这在男性挑选伴侣时显得尤其重要）、身体和外貌以及忠贞程度（这在女性挑选伴侣时显得特别重要），并且要求近千名美国大学生基于此为自己对伴侣的要求进行评级。

从可能吸引力看，"配偶价值"高，指的是比如女人的外貌很迷人，很性感，有魅力；男人有很多钱，有地位，能养家。他们会期望配偶能与自己互补，这样生殖"潜力"会更大。但从相似吸引力看，人们更希望配偶和自己一样：一个自认为有魅力又有钱的女人，会希望其配偶和她一样；一个自认为忠诚又顾家的男人，会渴望找一个和他一样的女人。尽管研究员只为寻找能证实可能吸引力假说的数据，而且他们可能会找到并由此得出传统结论，但事实上，相似吸引力假说很容易从本性上解释人们的择偶偏好。

也就是说，一个能清醒地认识到自身财富和地位的男人更看重其潜在配偶的财富和地位，而不是性别吸引力。同样，一个能清楚认识自身外貌魅力的女人更看重其潜在配偶的性别吸引力，而不是财富和地位。简单观测数据后发现，夫妻越相似，婚姻质量往往越高。研究员称，"结果表明，我们应该转移焦点，从关注生殖潜力的标准指标转向了解相似的夫妻特质如何能有助于婚姻稳定，促成生殖成功"。

后来的一项研究没能在速配背景下找出支撑相似吸引力的证据。尽管在一篇研究论文中有所反映，但该研究强调的只是简单询问人们，配偶的哪些品质尤为重要，这不太能取信于人。然而也有可能是因为在速配的大环境下，有必要推动人们关注个人尤为显著的特质。研究员分析速配的数据后发现，外貌魅力和年轻活力不论是对男性还是女性来说，都能用于预测会不会有下次约会。但是，对一个中国网上约会平台的实际配对数据进行分析后发现，相似吸引力比可能吸引力更有说服力。即使到处都是支持"可能吸引力"的例子，有时其发生方式也是"错误的"，比如，有证据显示，和男性一样，"女性也会利用收入去吸引更多有魅力的男性"，并且"女性的教育背景越好，也越喜欢找更年轻的伴侣，这和男性的所作所为如出一辙"。

冷静审视被狭隘理解的"配偶价值"，并将其与能反映男性和女性寻找伴侣时所偏重的特征的数据集进行对比。

结果显示，在过去的 75 年里，不同国家的男女在寻找长期伴侣时，尤为看重的特质都与进行资源交换的年轻生育力无关，即尤为渴望的特质与个人的生育价值潜能无关。评论员附和约翰·杜普雷所说的"在解释同性恋时运用荒谬的进化论假说"，就不那么勉强了。这些颇受偏爱的特质没有粗鲁地暗示：诸如你妻子 50 岁时的配偶价值就低于她 30 岁时的价值。即使她恰好是你爱的女人，你孩子的母亲，在这个世界上唯有她才能明白你所说的某人留着"迈克菲一样的胡子"，或"这个人头发的颜色和那个在霍伍市撞见我踢他的猫的主人一样"（彼此的生活默契和共同语言），这些特质是买不到的，也无法注射进你的身体或用吸脂术抽出你的身体。而且，这些特质无关税收，无关欧洲豪车，也与什么样的办公室无关，相反会对降低你想朝配偶头上扔盘子的概率有所触动。这些特质很可靠，比如情绪稳定，性格讨喜，还有充满爱心等。

性福的双赢

格雷格·唐尼引用"漫长而缓慢的性革命",试图捕捉人类性行为的基本特征。随着 20 世纪避孕药的出现,人类性行为从历史悠久的顺其自然的生殖过程中解脱出来。社会对性爱也有了更宽泛的理解,这就更凸显出"争论剔除个体特征后有关性的'人类天性'"是荒谬的观点。为了理解人类性行为,你不能简单地"剥掉个体的显著特征,比如语言、社会复杂性、自我意识",更别说个人的政治立场、经济状况、社会规范和社会身份了。这些都是每个人的性别表征中不可分割的部分。

奥塔哥大学的社会历史学家赫拉·库克详细论述了性革命,恰好完美地揭示了这个论点。赫拉·库克指出,18 世纪的英国女性对性更热情。但是,鉴于经济和社会变化、生育制度、个人账户、性调查和性指导的因素,出现了维多利亚时代的性压抑。赫拉·库克利用图表揭示出那个时代是女性经济实力被削减的时期,赚钱方式从家庭生产转为出门打工;而男性生养私生子的社会压力和经济压力则变小了。由于缺乏众所周知的可靠的避孕措施，"女人没法享受性爱，性行为的风险使性爱的乐趣太过昂贵"。

维多利亚时代的女人只得转而约束性行为以避免怀孕。赫拉·库克认为，"因为性压抑及情感负担，这种绝望的状态一直持续着。起初是出于自愿，而后是代代相传"。 赫拉·库克把 19 世纪中后期维多利亚时代女性的性爱观的转变描述为"增长的性焦虑和消失的性快感"。 直到 20 世纪早期出现了可靠且方便的避孕手段，人们的性爱观才越来越放松，才逐渐认识到女性性欲的存在及其重要性，最终引入了避孕药，开始了性革命。女性能够在性方面和男性平起平坐，而不会有承担终身后果的风险，这在历史上实属首次。

赫拉·库克用现实、丰富的视角给我们以实用性的建议，女性可能会实现生育自理和经济独立。如此，我们是否该将眼下的性革命当成漫长性革命中的一个特殊节点呢？维多利亚时代的夫妇用宫颈套作避孕手段，会有道德不适感。根据一本生育控制手册来指导使用宫颈套，这表达了女性长久以来的性渴望。然而很多夫妇认为插入是"放荡的行为"，并且不愿意使用宫颈套，因为女性不该"主动要求性交"。时至今日，仍有一小部分秉持这种态度的残余势力存在。正如当代人假想中的女性在性行为中是被动接受的一方，不会自觉主动提出，而"睾酮是王道"的观点也认为女性是脑膜的。但值得强调的是，被动接受性行为只是某些女性的个人行为，准确地说，是个体的性行为。罗格斯大学的心理学家戴安娜·桑切斯及其同事主导的研究不断表明，女性将被动性观念内化为自身的一种潜意识，会影响其自身的性体验。比如，对于异性恋的女性来说，性与潜意识里的被动性观念联系越强，越难被唤起性欲，也就越难达到性高潮。同时，在性交时，一味顺从的女性也更难被唤起性欲。这里面不单是因为女性缺乏性欲而影响了性行为和性快感，另一方面，女性在性爱上的不满足也减少了伴侣的性快感。

对比发现，认可女权主义观点的女性自称性福感会更强。很明显，这不仅是因为男性受到女权观点的影响而愿意去折叠衣服。这类女性的性福感表现在几个方面：女权主义者不太赞成落伍的性观点，她们更喜欢为了享受性而做爱，而不是一味顺从男人。并且，她们会享受更棒的性爱满足感，因为她们高度关注着自己的欲望。更重要的是，女性的女权意识也有利于男性伴侣的性满足，这是性福的双赢。我刚刚也说了这确实是女权主义的功劳。

直到如今，上述这些现象显而易见。想搞清楚女权主义是揭示了女性真实的性爱自信，还是一种社会病态，都是毫无意义的。就像卡罗尔·泰吾瑞斯在经典著作《女人的误解》中指出的，"想着我们只要扯掉文化、学习、习惯以及想象的外衣，真实的性本能就会显现出来"，这是严重错误的：

> 我们的性行为是由身体、文化、年龄、学习、习惯、想象力、忧愁、热情，以及所有这些因素及包含的关系组成的。这就是为什么性行为会随着年龄、对象、经历、情感和见识的变化而变化。

这一高见同样适用于男性的性行为。值得一提的是，每个人（包括进化心理学家）都认识到，男人和女人在性爱偏好上有所重叠，而这些偏好能反映社会和环境变化。但是，一旦我们不再从复杂的社会网络、经济网络，以及每个男孩儿和女孩儿都陷入的文化网络中剥离男性真实的性爱本质，那么正如出生在血腥统治、守卫森严的伊斯梅尔庞大后宫里数以千计的孩子，便开始看起来不像表象中那么毋庸置疑，呈现出历经进化打磨的男性性本能，而更像在证明一个事实——血腥统治者是个专制的混蛋。心理学家史蒂夫·斯图尔特·威廉姆斯和安德鲁·托马斯在《认为自己是孔雀的猿》中恰到好处地阐述了这个观点："这些暴君的行径普遍揭露了男人永不满足的性欲吗？或者它只是揭示了暴君无穷无尽的欲望呢？"如同那些误以为自己是孔雀的"猿"，人们也不应该忘记，自己其实是个人。

PART TWO

现在

是谁定义了男人和女人

众所周知，男人和女人截然不同，行为举止上存在着性别差异。这些差异相当普遍且根深蒂固，乃至成为个体完整人格的独特特质。

——刘易斯·特曼和凯瑟琳·麦乐斯《性与个性》

男人和女人分属迥然不同的物种。

——克罗泰尔·拉派尔和安德烈斯·罗默《升级》

CHAPTER 4

女人需要更像男人一点儿吗

Y染色体绝不是男性的专属

为什么女人不能更像男人

你的大脑性别是男还是女

环境塑造大脑

每一个人的大脑都是雌雄同体的

男人来自火星，女人来自金星

……

Y 染色体绝不是男性的专属

精神病学家兼记者帕特里夏·凯西回顾说，看到著名生物学家刘易斯·沃伯特在新书《为何女人不能更像男人：性和性别的进化论》中挑战了性别理论家政治上正确的观点后，她感到如释重负；在浏览过"我们生来就有基因差异"的冗长解释后，她总结道，这本书"明确反驳"了亨利·希金斯在《窈窕淑女》中提出的问题——"为什么女人不能更像男人？"能得出唯一合理的结论是"因为我们不是男人，而且我们永远也成为不了男人"。同时，她也认为："睾酮和Y染色体无法影响我们的思维和感知方式，并且对沃伯特结论的可信度持否定态度。"

睾酮和Y染色体两种生物媒介创造出的不仅是一套男性生殖系统，还有独特的男性心理，该假设完全切合生殖选择的传统观点：多产而廉价的精子提供者和典型的男性举止行为方式之间存在着强大、可预见的联系。但恰如前一章所言，即使在动物中，生物学意义上的性也不一定能决定性别天性，尤其是不可能决定我们人类自身的性别天性。现实中，繁殖生物学的现状从来都不是无关紧要的。即使对蠼螋和林岩鹨来说，其他因素甚至也可以对直接关系到交配和能否繁殖成功的行为产生根本影响。这些例子均指向一条令人惊讶的结论：生物学意义上的性可能不是我们通常认为的固化、极化的力量。

长期以来，人们往往存在一种普遍认知：有 Y 染色体的情况，胚胎才能发育成男性；没有 Y 染色体，胚胎就会不知不觉地发育成女性。这是刘易斯·沃伯特对性别形成过程做出的一个总结。这个过程的关键点是位于 Y 染色体上的 SRY 基因（Y 染色体上具体决定生物雄性性别的基因片段）。有了 Y 染色体，胚胎就会发育出睾丸，具备男性性征；缺乏 Y 染色体，则会发育出卵巢，具备女性性征。新生的睾丸会产生高水平的雄性激素，尤其会产生直接决定男性体内和体外生殖器发育的睾酮；反之，卵巢则会决定女性性征的发育。事实上，我们已经抛弃了性别决定论中关于人类是如何变成男人或者女人的科学论断的观点了。

哈佛大学的萨利·理查森说："这很清楚——性染色体组成为 XX 是女性，XY 是男性。"根据此说法，我们可以理解男性和女性的性征是如何发展而来的。目前，这个典型的二元论性观点正被明显地强化。甚至那些每天脱离现实，思考重塑男性或女性气质可能性的性别理论家们也赞同：无论你早上穿内衣时看到的是什么样的性器官，在晚上脱掉衣服后都不会有所改变。大约占人口 98%—99% 的人，要么带有

XY 染色体，有男性生殖器——睾丸、前列腺、精囊和阴茎；要么带有 XX 染色体，有女性生殖器——卵巢、输卵管、阴道、阴唇、阴蒂。特拉维夫大学的神经科学家达芙娜·乔尔把决定男性和女性特征的三个核心要素称作 genetic—遗传、gonadal—性腺、genitals—生殖器，或简称为 3 G 性。

但如此描述决定个人性别的 Y 染色体还是过于简单了。想想 100 人中也很少有人，他们的基因、性腺和生殖器并不是那么整整齐齐地排列在他们的体内吧。社会习俗、政策和法律要求每个人都要明确自己的性别，要么是男人，要么是女人。这就模糊了生物学上一个重要的事实："非此即彼"的二元性别观适用于大多数人，但并非每个人。人类中确实有小部分意义重大的"双性人"存在：他们在某些方面"像女性"，但是在其他方面又"像男性"。比如，有些男性具有 XY 染色体，但其受体不会对雌性激素产生反应，而雄性激素对男性生殖器的发育至关重要，可以发育出男性睾丸，而不是女性的外生殖器。

北美双性人协会指出，这意味着有些女性尽管有 Y 染色体，却比"只有 XX 染色体的正常女性更少一些'男性化'，因为其细胞对雄性激素没有反应"。或者想想，CAH（先天性肾上腺增生）引发子宫内异常地产生大量的雄性激素的情况，那么即使生殖腺和基因表现为女性性征，也会导致女孩儿长出具有雄性特征的外生殖器。

为什么女人不能更像男人

布朗大学的生物学家安妮·福斯特·斯特林1990年就注意到了上述例子。她在观察基础之上研究发现，事实上人类大约存在六种性别。这不啻在人们头脑中引发了一场"性别革命的"飓风。在鼓吹 Y 染色体上 SRY 基因决定性别这一观点的鼎盛时期，安妮·福斯特·斯特林指出，双性人很尴尬，因为生物模型并不允许"有中间的性别状态"存在。根据伊娃·艾歇尔和琳达·沃什伯恩这两位遗传学家被忽略的观点，她又指出，在这个科学模型中，有关"女性"的某些根深蒂固的文化观念，往往含蓄地体现在工作中，即通常和"被动"、"缺席"相关。在"雌雄同体"的性腺中，睾丸发育很活跃这一过程是由基因主导的。但一旦缺乏强劲的男性 SRY 基因或者这一基因"玩忽职守"，所造成的后果就是……转而会发育成卵巢组织吗？我们不得而知。

目前，当代性别决定论认为，女性的发育同男性一样，是一个充满活力的复杂过程，研究者们也清楚地意识到很多遗传基因参与并决定了性别。比如，在 Y 染色体上的 SRY 基因；一小部分在 X 染色体上的（包括某些参与男性发育的）基因；同时，令人惊讶的是，很多其他的遗传基因也存在于其余的染色体上。这就是为什么当你看到"性染色体"一词被打上引号时，并不是因为有些古怪的女权主义者拒绝承认性别的生物学基础，而是因为基因性别不是处于一个鲜明的二元结构中——Y 染色体存在与否——而是分散在基因组内。因此，性别决定是"一个复杂过程"，并不是那么简单地反映在表面——SRY 基因决定男性走上了截然不同的发展道路，"性腺的定义由此从两个基因发挥作用的对立联结中脱颖而出"。

当然，在帕特里夏·凯西反问"为什么女人不能更像男人"时，她并没有质疑，为什么女人不能把阴蒂变成阴茎或是把卵巢变成睾丸。帕特里夏·凯西表述的无非是一个大众熟知的观念——以睾酮和 Y 染色体为显著特征——对大脑和行为有着重大影响。宾夕法尼亚州立大学的心理学家林恩·立本指出：

  人们认为，男性和女性的"本质"有所不同，尽管这在很大程度上看不见，但会在很多秉性和行为上反映出来。从个体层面看，是一系列基因和荷尔蒙在主导，从而赋予了个体的这些"本质"；从

物种层面看，则是进化赋予了这些"本质"。它们
被看作是自然秩序的一部分，也很可能被认为可以
起到无视环境影响、贯穿生命周期的主导作用，而
且还经常被当作是不可改变的（至少，欠缺赫拉克
勒斯般的神力和超自然能力去改变它们）。

但是，期待性别的影响来构建大脑和行为的本质，这
有意义吗？在物种之间，类似于性繁殖的进化话题已经以
不同的方式得到了解决——这意味着，不管有没有 Y 染色
体(性的其他基因成分)，就其本身而言，都不能决定某种
特定的行为方式。但同时，某些物种内——包括我们自己的
有些特点，比如，竞争力、性滥交、选择偏好、亲代养育，
也都不是性别影响力独断专行所能决定的。正如我们所看
到的，这种特定模式取决于动物的生态链、物质条件以及
社会形势。这暗示着即使在某个特定物种内，性别的基因
和荷尔蒙对大脑和行为的影响，也并不意味着能把某些特
定的行为特征或倾向（尤其是在某种性别中更常见的特质）
僵硬死板地烙刻在大脑里。相反，它们或多或少都受到了
环境的制约。

你的大脑性别是男还是女

参与繁殖的角色（譬如谁生产了哪一类配子，相应的器官各安其位）以一种不同于行为角色的方式，被完完全全地区分开了。这大概是因为没有环境或背景可以孕育出折中的生殖系统，或是把分属于不同性别的部分创造性地组合在一起。比如，让子宫里长阴茎，或是睾丸配上一对输卵管，这或许会有利于繁殖成功吧？不过，事实并非如此，没有一种说法表明，性别不会影响到我们的大脑，但我们应该期待性基因和荷尔蒙成分对大脑、行为所产生的影响与生殖系统配套吗？即使那种发育过程不是"非此即彼"的二元制系统，而是被专家优化为"平衡"。我们可能也会开始怀疑，基于性的影响会不会产生独特的、固定的、普遍的男性和女性大脑，男性和女性天性，以及为什么会如此。

性别分类是我们进行社会性划分的主要方式。新生儿呱呱坠地，第一件事就是看看是男是女。我们遇见某人时，第一印象也是判断对方是男是女。每次填写信息资料表格，我们几乎都会描述它——男或女。大多数国家的法律都要求我们只能二选一，要么是男，要么是女。我们用代词、名字、头衔、时尚和发型来彰显它、强调它。

如果男性和女性特征——3G 性（遗传—性腺—生殖器）没有某些重要的特征差异和表现，那么我们就很可能不予理会它。如果说你上周还是女性，还有卵巢、阴道等，却在这周变成了男性，有了睾丸和阴茎等，那么，用于标识男性或女性的复选框则很可能不会普遍存在了。如果我们中的大多数人在某些或其他方面表现为双性人，那么他或她"是男孩儿还是女孩儿呢？"这个无处不在的问题甚至都变得毫无意义了。如果外生殖器的形态不断地刷新底线，大多数人都处在模棱两可的中间地带时，那么性别是否在我们向这个世界展现自己的过程中扮演着重要角色，这个问题就变得十分有趣了。

当然，3G 性（遗传—性腺—生殖器）肯定不会如此。尽管性基因和荷尔蒙复杂多面，但它们通常会创造独特的、一致的和稳定的 3G 性类别。那么对人们来说，假设性对大脑和对性器官的影响一样重要就是可以理解的。正如达芙娜·乔尔及其同事指出的，我们认为"性对大脑和性器官影响的步调是一致的，并且连续统一地发挥着作用，并引发主要效应和发散效应，最终产生两种截然不同的系统——'男性'大脑和'女性'大脑"。从推特上的讨论看，人们通过引述一篇关于大脑性别差异的科学文章，来反驳没有"男性大脑"和"女性大脑"的说法。这类讨论已司空见惯了。换句话说，一旦我们知道大脑会因性别不同而不同，其间暗含的推理是：大脑因此也必须要像性器官一样，衍生出女性大脑和男性大脑的特征。

事实上，经典科学观提出的某些观点和这些说法一致。和生殖器一样，睾酮也被当作关键因素。由于胎儿期新形成的睾丸中睾酮激增，这就初步地形成了男性化及去女性化的大脑。然而，那些缺乏睾酮的大脑就被女性化了。作为这方面研究的领军人物——玛格丽特·麦卡锡和阿瑟·阿诺德巧妙地总结道：正是以这种方式——"性别基因决定了性腺的性别，性腺的荷尔蒙决定了大脑的性别"——表现的。参与非人类动物研究的科学家也认为，这些性别效应创造了男性和女性离散的神经脑回路，受制于与繁殖交配相关的因素。但是，对于很多心理学家和畅销书作家来说，在讨论人类的处境时，"交配行为"很可能包括从一个如婴儿脸般协调的视觉系统（天使面孔），到展示一个人优越生殖潜力（魔鬼身材）的幽默感等人类心理学的方方面面。

然而，正如玛格丽特·麦卡锡和阿瑟·阿诺德的解释，很多新证据揭露出了更复杂的局面。性不是生物学意义上的专制独裁者——通过大脑控制性激素的产生，使男性和女性的大脑分别呈现出与其性别相一致的特质。大脑的性别分化结果是混乱的互动过程，其间受很多因素影响——基因、荷尔蒙、环境和遗传变化，所有的这些因素都各司其职，在大脑的不同位置，以不同的方式相互作用，且相互影响着性别重塑整个大脑的方式，这样一来事情变得更复杂了。

环境塑造大脑

达芙娜·乔尔指出环境因素，比如产前及产后压力，药物影响，生养条件，或缺乏母爱等，会以复杂多样的方式与性别因素同时作用于大脑。这项研究显示，实验室里，生活平和、毫无压力的老鼠，其小海马体"顶端"树突棘（这些树突棘可以传输电信号到神经元胞体）的密度会显示出性别差异（雌老鼠树突棘的密度更大）。但是，一组老鼠仅受到15分钟压力，之后对其同样的大脑区域进行观察后发现，雄老鼠当前的树突棘很浓密，类似从没经受过压力的雌老鼠。相反，雌老鼠的顶端树突棘在受压后变得不那么密集，类似从没受过压力的雄老鼠。换句话说，这种短暂接触的受压行为逆转了特定大脑特征的原本的"性别差异"。

一个特定的环境因素对大脑特质的性别差异有重大影响。然而也可能与之相反，这种影响或许对其他人一点作用也没有。这让一切变得更加复杂。短暂压力对相同大脑区域的"底端"树突棘有不同影响。此处，雄性和雌性老鼠的树突棘是相似的，而且前提是这些老鼠都过着没有压力的生活。但如果这些老鼠被施加压力呢？这种情况对雌老鼠底端的树突棘没有影响，而雄老鼠树突棘的密度会升高。所以，我们需要一个特定环境。因此你会看到，其间未受压力的雄老鼠和受压力的雌老鼠，其顶端和底端的树突棘是稀疏的；在受压力的雄老鼠中，其顶端和底端的树突棘是浓密的；在未受压力的雌老鼠中，其顶端的树突棘是浓密的，而底端的树突棘是稀疏的。

是不是有些迷糊了？某种程度上，这正是问题的关键。你可能会开始思考：树突棘的"雄性"结构究竟是什么样的？其"雌性"结构又是什么样的？对一只实验室的老鼠来说，安安静静是不是它非常正确的生活方式？或让每一只老鼠都经历短期高压，这个方式是不是正确的，是不是合适？但这些还是没有很好地回答这个问题。因此，达芙娜·乔尔建议，避免使用"雄性的方式"和"雌性的方式"这样的术语来指代大脑的特征。

神经科学家特雷西·肖尔斯及其同事主持了一项特殊研究，观察一个简单的环境效应对大脑小范围内两个极精密特质的影响。现在想象一下，性别因素和环境间发生数以百计的互动，从而影响了大脑的很多不同特征，如老鼠在野生环境中体验自己独特而丰富的生活。老鼠生存和活动的每一个经验，会导致大脑的一些特征发生形态上的改变，而其余部分则不会，从而形成独特的组合形式。我们期待从这个"机制的多样性"中看到的不是一个"雄性大脑"或一个"雌性大脑"，而是一种"马赛克"特征的组合形式。也就是说，"与雄性相比，一些特征在雌性中更常见；与雌性相比，另一些特征在雄性中更常见；而一些特征在雌性和雄性中同样常见"。达芙娜·乔尔及其同事如是总结。

每一个人的大脑都是雌雄同体的

达芙娜·乔尔和来自特拉维夫大学马克斯·普朗克研究所、苏黎世大学的同行一起分析了 1400 多张人类大脑的头部图像，从四个不同的来源收集了大量数据组。最初，他们发现，每个样本中特别大的性别差异大约有 10 个。这是在研究人类大脑中的首次发现。即使这只是一个初级实验，但也从很多方面挑战了世俗主流观念。首先，与男性大脑和女性大脑有着惊人的不同这个观点相反，两性大脑之间没有任何一个特别显著的差异。即使是特别大的差异，两性间的重叠部分也意味着，5 个女性中，大约有一个女性会比平常男性更"男性化"。更重要的是，每个数据组都有不同的前十名。正如作者所指出的，这表明大脑中的性别差异不仅取决于性，还取决于其他因素。尤为明显的因素就是年纪、环境和遗传变异。

接下来这些研究人员发现：占比高达 33% 的极端男性和女性的大脑，都有一个"男性终端"区和一个"女性终端"区。在两个区域间，有一个"互动中间"区。他们随后在这些区域中计算，在每一个连续区域的"女性终端"和"男性终端"上，人们的大脑是否一致，或者大脑是否混合了"男性终端"和"女性终端"的特质。

由于老鼠的实验数据可能会让你期待这个结果绝对倾向于混合。研究员们根据样本、大脑测试的种类和数据分析法得出有 23% 到 53% 的个体同时拥有"男性终端"和"女性终端"的特质。只有"女性终端"特质或只有"男性终端"特质的个体占比很小，约为 0 到 8% 不等。

那么，"女性大脑"是什么？"男性大脑"又是什么？是不是少数拥有女性大脑的个体就拥有绝对的"女性终端"特质呢？或说，难道其中就没有一些部分是男性的吗？如果是这样，那么大多数女性拥有的应该是什么样的大脑呢？

因此，性别因素的影响的确很重要，但其方式复杂，而且难以预估。虽然性别会令大脑产生差异，但在大脑发育中，性并不是最基本的决定因素。大脑发育是为了生殖系统服务。达芙娜·乔尔及同事总结道，与生殖器不同，"人类大脑不能被划分为两个截然不同的种类——男性大脑和女性大脑"。相反，它们具有"独特的'马赛克'特征"。有一种思考方式如下：神经科学家当然可以从你的大脑结构正确猜测出你的性别，但却无法从你的性别猜测出你的大脑结构。

生殖器的性征差别和大脑里的性别差别之间还有另一个重要区别。前者很明显服务于男性和女性固定的、无限的和普遍的不同角色。这种观点尤为坚定的拥护者即使认为女人能做一切男人能做的任何事情，也不得不承认，阴茎和睾丸提供精子比阴道和卵巢提供卵子更容易。但一涉及大脑，"很多情况下，神经性别差异的变化就会显得很神秘"。神经科学家基尔特·德·弗里斯和南希·佛吉尔提出，尤其是你的大脑"性致"越高，大脑各部分涉及的特定性功能就越能带你到达你想去的地方，比如射精。2009 年，基尔特·德·弗里斯及其同事总结几十年的努力时发现：

> 在中枢神经系统内，我们发现了上千种性别差异，但是只有屈指可数的差异与行为中的性别差异有着很清楚的联系。非常好的例子是在脊髓里发现的，……我们尚且不知道还有多少其他功能受到了性别因素的影响。

这可能会让一些人震惊，尤其是一些科学家和畅销书作家，他们是否愿意把人类大脑的性别差异和复杂多面的行为，比如，把擅长数学、具备同情心或照顾小孩的特性，联系在一起呢？但客气地说，这些猜测是乐观的。特定的大脑特征和特定的行为方式间没有联系。相反，我们如何思考、如何感知、如何表现，这些通常都是神经系统的复杂产物，其中有很多不同的因素相互作用、相互影响。

男人来自火星，女人来自金星吗

很明显，问题的重点不是大脑是无性的或我们不应该研究大脑中的性效应（只是为了记录，我从不持这一观点）。几名神经科学家已经提出，因为性别中的基因和荷尔蒙差异会从各个层面（散布于整个大脑，而不仅仅是与生殖有关的几个区域）影响大脑的发育和工作，所以调查和了解这些过程也许尤其能够帮助我们理解，在某些脑疾病和病态思维上，为什么一类性别可能比另一类性别更脆弱。反过来，这可能会为潜伏的病因和治疗方案提供有用的线索。关键是，即使大脑中存在着显著的性别差异，也可能对行为没多少影响。

这似乎与直觉相悖。多伦多大学的神经科学家吉利安·爱因斯坦作过一场题为《什么时候差异会改变世界？》的演讲，其中主要提及了她在研究中遭遇这种情况时的疑惑。正如她所解释的：一方面有充分的证据表明，雌性激素和胚层胚胎有力地影响着大脑细胞的生长、调整和联系。然而另一方面，他们通过一丝不苟的实验室工作确认，月经周期中的雌性激素和孕激素水平并没对健康女性的情绪造成积极或消极的影响。这不仅与流行的神乎其神的说法相反，也与1000个讥嘲女性的玩笑相反——比如载入史册的唐纳德·特朗普先生——预测情绪的重要因素不是以月为单位，而是受压力、社会支持和身体健康的影响。正如吉利安·爱因斯坦所说，她也经历过"一段难过的时间"。很明显，说白了就是，"如果你影响了神经元，就影响了大脑；影响了大脑，就影响了精神状态"。然而，这并不是她发现的规律。吉利安·爱因斯坦的结论是：性效应（比如荷尔蒙的变化）必须在更大的环境中进行观察，这是因为大脑中还有许多其他的神经化学过程，同时"它需要大量的神经元调动情绪"。

这个更为宏观的研究出发点为我们提供了一个至关重要的可能性。如果大脑中某些性别差异的存在目的是为了抵消其他的差异呢？举个例子，数字3和2与数字4和1，这两组数字都是完全不同的，但它们一旦相加，就会得出同样的总和。同样地，马萨诸塞州大学波士顿分校的心理学家西莉亚·摩尔指出，不同的大脑可以通过不同的神经路径到达同样的终端。其中，先入为主的进化论偏见起到了关键性作用。《今日心理学》的博客上发布了一篇由芝加哥大学的心理学家达里奥·马斯特赫皮瑞所写的文章——《新研究证实，男人的思想来自火星，女人来自金星》，文中指出，"从进化的角度看，两性间巨大的人格差异意义非凡"。从这个概念出发，假设大脑中任何特定的性别差异（或荷尔蒙）都有助于使两性的行为有所不同，那么，还有什么比这更有意义呢？

有一点很容易被忽视，即男性和女性在一定程度上都需要类似的行为举止，以度过日复一日的生活，所以，进化要求他们各自的身体必须衍生出一种方式来实现这个目标。值得一提的是，人类在由性别导致的体格壮观程度上的差异的榜单上排名尤其靠后。正如西方大学社会学家丽莎·韦德所指出的，"如果人类的二态性（一个物种分成形态上不同的两群的现象）像海豹一样，那么人类男性平均会比女性高6英尺，体重则会达550磅"。相比之下，除了生殖器以外，女性和男性的身体从荷尔蒙到身高的每部分都有重叠，但仍有平均生理差异。因此，请记住"男性和女性的神经系统都已经进化到能非常好地控制行为的地步了"。荷兰生物学家基尔特·德·弗里斯及其同事建议，我们不能假设神经生物学上的性别差异总会创造行为差异。实际上，它们只是有时可能会"制造"出差异。

生存会颠覆传统性别角色

基尔特·德·弗里斯提出了"三补偿"原则，能够体现出这一原则的一个完美例子来自于鸟鸣的神经科学。最近，安妮·福斯特·斯特林在《性 / 性别：社会世界的生物学》中解释道，将大脑中的性别差异和行为上的性别差异联系起来，鸣禽是其中为数不多的成功例子之一。比如雄性金丝雀大脑中的"控制鸣啭"区域比雌性的更大、更密集，而且这直接关系着雄性能否出色演唱。这和其他鸣禽种类的大脑区域一样，有着类似的、重大的性别差异，比如，非洲森林的织布鸟，其雄性的"控制鸣啭"区域是雌性的1.5倍。而出人意料的是，这个物种虽然在大脑的"控制鸣啭"区域上存在着巨大的性别差异，但它们却会一起歌唱。这是因为雌鸟唱歌时调动的基因区域"表达"（产生大脑预警的蛋白质）的速度比雄性更快，以此补偿其相对较小的神经系统区域。对此，安妮·福斯特·斯特林解释道，事实上，"基因的速度优势抵消了规模优势，从而产生了平衡的歌唱能力"。也就是说，织布鸟存在着另外的性别差异。

尽管这些解说和原理仍然能很好地解释大脑中的性别差异和行为上的性别差异有联系，但老鼠和其他动物就没有性别完全平等的生活方式了。是的，大脑的性别差异被证明是更加凌乱和复杂的，相对于从前的观点，更是有很大变化。某种意义上，比起把性作为很多互动因素之一的这种旧式观点，性因素的影响程度甚至少了，它也不再扮演一个大脑发育负责人的角色，而是一个单一的、清晰的、可预测的互动因素。然而，所有这些莫名其妙导致产生某些特定的行为类型的情况在男性中更常见，而其他行为类型则在女性中更常见。

这是一个公允的观点，但很容易被误解为一个平稳的缓冲，认为是环境因素的影响允许行为中出现性别差异。几十年前，西莉亚·摩尔发现，新生雄老鼠尿液中的睾酮水平很高。相比之下，母鼠舔雄鼠仔肛门的次数比舔雌鼠仔的次数更多。她发现，这些额外的舔肛行为会刺激幼仔大脑区域中性差异的发育，形成基本的交配行为。最近发现，母鼠更爱舔雄鼠仔的肛门这一行为和大脑中的遗传效应相关，也和年幼的雄鼠的行为方式相关。这一行为是其未来生殖事业的一个重要前兆。换言之，母鼠的行为影响着雄鼠的大脑和性行为，导致其发展得与雌鼠不一样。

母亲的宠爱虽然是进化策略的关键，但会促成基本的雄性性行为吗？这似乎不太寻常。如此重要的部分难道不该是由基因的组合方式决定吗？但发育生物学家几十年前就已经指出，后代不只是遗传基因，他们还会继承一个完整的"发育系统"——生存地的生态遗产、物理环境和结构；父母、亲戚、同事的社会遗产；以及其他人在后代成长、学习时所提供的重要的、可靠的帮助。雌老鼠生来就注定会成为一名舔子女肛门区的母鼠。灵长类动物一出生，就注定能获得 4 周的水果。换言之，值得信赖的发育构建模块很稳定，也很持久。但遗传物质并不是其唯一的来源。为什么不利用这一因素呢？恰如汽车工程师不会介意，把微型原油蒸馏器设计在汽车上，因为这对司机来说，意味着加油站就在身边。悉尼大学的科学哲学家保罗·格里菲思这样解释道："事实上，自然选择并不会偏爱能轻而易举地弥补发育缺陷的特征。"比如灵长类动物失去了合成维生素 C 的能力，是因为维生素 C 在水果树上是现成的。既然如此，为什么还要保留这种能力呢？同样地，如果一只母鼠疯狂舔子女肛门的行为，被雄性幼仔连同 DNA 一起继承下来，那么之后，自然选择肯定会好好利用它。

　　很明显，我们人类没有将舔肛门作为一种手段，为男性和女性提供不同的发育系统。但我们所列的又是被称作性别社会化的清单可以是永无止境的。一旦这位性别学者认定这份清单，在她已经整理完清单后不久，比克就会"为她"弄出一支特殊的、细长的笔或是奥斯特针对雄性非常具体独特的食物调配需求，创造出一台"铁人"搅拌器。安妮·福斯特·斯特林认为，甚至在父母的性别观念充分发挥作用前，新生儿在体形、健康、自我调节能力上的细微的平均性别差异，就很可能已经影响到了家长和孩子的互动。但是，生物性别正是通过这些途径（生殖器剔除了性别社会化提供了非常明显的间接发展系统途径）影响着人类大脑。基尔特·德·弗里斯和南希·佛吉尔建议，出于生殖相关的目的，最终，应该让性的驱动力去聚拢一系列与生殖相关的资源，这是一种理清这几种间接途径的思路。换言之，它要外包一些发展系统的工作。

我们都知道，如果任何家庭，装修项目越大、越长、越复杂，那么最终结果将偏离当初愿景的可能性就越大。基尔特·德·弗里斯和南希·佛吉尔谈到人类时认为："广泛的社交互动和悠久的发展历史，意味着有很多机会可以推翻或放大最初的'程序'。"

这肯定是一个值得尊敬的性别社会化观点。是的，我们几乎强制规定洋娃娃专属于女孩儿；我们有双重性标准等等。这些社会因素确实造成了影响。然而，根据这种观点，这些社会规范的存在，是因为它们反映并回应了最初由性驱动力赋予我们的"程序"："天性"弥补"教养"；那么，是不是应该也有一个男性和女性"发展"的特定"程序"或结果呢？

一些神经科学家推测，环境影响（如母性行为）对大脑性分化的一个好处是，这个过程可以被修改。在某种程度上，它对目前的环境条件也很有帮助。在我们人类中，这种能力不仅有用，还是必不可少的。由于环境条件和角色具有多样性，所以我们需要发掘潜力去适应远超任何其他生物所面临的环境。考虑到我们生存有多种多样的方式，两名进化科学家甚至指出："似乎可以肯定，同样的基本遗传基因可以造就极地觅食、热带园艺、沙漠放牧等不同的生存方式；一系列与之相关的代表着人类比其他灵长类动物有着更宽泛的生存行为模式。"也许，真人秀"主妇角色交换"充分体现了我们和其他物种间的关键差异。

这个节目在电视台长期播放。观众们享受着这种错位和随之而来的妻子角色互换所带来的乐趣。参加节目的主妇们通常来自不同的社会阶层，有着不同的背景、性格和生活方式。她们会交换房屋、家庭规则、生活、丈夫和孩子，在长达两周的时间里，"去发现另一个女人的生活会是什么样子"。我想，我可以大胆地指责人类中心论的偏见：在动物世界中，没有任何其他物种能容忍这个概念存在七季之久。当然值得肯定的是，其他动物也很有意思。很多动物都具有很强的灵活性和适应性，但要变成雌狒狒是毫无办法的。无论是把人类作为真人秀的审视对象，还是节目表现出的对人类无可匹敌的兴趣，都反映出这样的事实——正如进化生物学家马克·帕格尔所说，我们是"唯一一个能遍布全球的物种。我们多种多样的生活方式就像不同生物种类的集合一样"。心理学家温迪·伍德和爱丽丝·伊格里如此解释道，这个有关人类学、历史学和心理学的纪录，以及电视剧《唐顿庄园》都清楚地表明，女人和男人的行为"因情况、文化和历史而异"。

我们在本书的前面已经了解到，即使涉及影响下一代发育的基本要素，我们人类也仍在尽可能地持续地描述其如何完成这项工作。一个男人，可能是中国皇帝，拥有后宫佳丽三千，任他差遣；也可能是心满意足的英国公务员，只有一个老婆。一个女人，可能是邮购新娘，也会在社会许可的范围内积极寻找多个情人。即使对生殖成功至关重要的性取向也不一定可靠，而且也不完全是针对异性的，在不同的人、时间和环境中都是如此。指定任何一种生活方式来代表"男性性行为"或"女性性行为"，这是不可能的。所以，就父母的关爱来说，尽管母爱在时空上更伟大，更普遍，但父亲和母亲都可能会疏忽和虐待子女，也都可能对子女细心和爱护。然而，从保姆到母乳喂养，从寄宿学校和校园暴力到望子成龙的父母，都有相应的文化规范。

温迪·伍德和爱丽丝·伊格里证实：虽然在人类社会中用劳动力区分性别很普遍，但这些角色如何共享资源以及他们所涉及的内容，都会跨时间、地点和环境，并且根据"文化、社会经济和生态环境"的要求而变化。这些开放式结局更容易通过从性到社会再到大脑（以及我们会在接下来的章节中谈到的荷尔蒙）的发育途径来实现，而不是通过从性直接到大脑这一僵化的途径。

的确，人类社会的性角色分配，不总是随随便便的，有些角色通常在一个性别或另一个性别中更常见。温迪·伍德和爱丽丝·伊格里认为，这一切能倒推出性别的生理差异，尤其是直到发明配方奶粉前，男性更强壮的上肢力量与女人独一无二的哺乳能力二者之间的对比。像白刃战、劈柴这类的体力活更适合男性的体格；同时，从历史上看，那些需要连续作战，且不能被饥饿大哭的婴儿所干扰的工作，往往都会分配给男性。但是，即使是这些一致的角色划分，也并不绝对。正如温迪·伍德和爱丽丝·伊格里的描述：生态和环境有时会联手创造出非常反传统的角色。比如，在一些狩猎密集型社会中，父亲会无微不至地照顾婴儿，而其他女性则会带上狗和网去狩猎大型猎物，或参与军事打击行动，偶尔还会出现娘子军。

对这种现象有一种可能的解释：这是非常时期的非常手段。然而，温迪·伍德和爱丽丝·伊格里总结道："男人和女人有时会从事反性别常规的活动。这暗示着一种没被性别严格区分的灵活心理学。"因而这就使我们引发了一种进化争论——女人和男人究竟有多么不同，又有多么相似呢？生命科学网的头条——"男人和女人的性格：天壤之别或相差无几"——巧妙地网罗了各种可能的观点。当然，我们争论这个问题的原因，不再是狗是否来自土星或者猫是否来自海王星。我们争论的原因是：我们该如何看待现状，这个问题似乎是根本性的。

即使是反性别角色也可以快速融合

在男性和女性的生殖系统中，女性生殖系统是基本的女性特质：它具有适应性；它涉及广泛的环境、物理、社会和文化条件，或多或少以相同的方式发展；它是相当典型的女性遗传特色。但适应性、固定性和典型性不一定必须一起出现。这是发展科学中一个被广为接受的原则。一个特征证实了三个盒子（三个特性的秘密）中的一个，并不意味着也能证实另两个盒子或其中的一个。举例来说，因为适应性的发展依赖于整个发展系统，而不仅仅依赖于基因，所以，外部发展系统的每一个相关变化都会改变一个适应性行为。比如，雄性老鼠若是被放到母亲的位置上，也会变成母亲的角色。不管条件如何，适应性特征不一定能发展出来，适应性也不一定是典型的。进化可以让一个适应性特征产生不同的形式。比如，雄性蜣螂，要么有防卫武器，十分好战；要么没有触角，认为谨慎堪比恰到好处的英勇。行为也可以是典型的，既没有适应性，也不固定。即使在一个所有女性都穿裙子的世界里，我们也不想说穿裙子是一种发展中的、固定的性别适应性。

正如墨尔本大学的心理学家尼克·哈斯拉姆的总结：简单地说，这种分析解说意味着，像"男性的滥交、冒险性和竞争性生殖选择，是对生殖成功的适应吗"这类问题的答案，不论在现在还是将来，都不会有我们通常设想的结果。如果答案是"是"，那么"男孩儿就是男孩儿"。但当我们以本质主义的方式思考社会群体时，两性之间的差异似乎是"自然设定的、巨大的、不可逾越的、不可避免的、不可改变的"。以性别本质主义思考的人更倾向于认为，性别成见是工作中存在的有意或无意的性别歧视的基础。对男性而言，他们更反感追求权力的女性，更愿意以传统方式分配（女性）照顾孩子的工作。他们也更认同，男性在异性婚姻中收获更多，期待传统的工作—养育模式能协调各方。性别本质主义观点导致男性更随意、轻松地评价性犯罪，也使得人们更加满足于现状，而不太支持先进的性别政策。而女性受到性别本质主义观点的鼓励，更容易受到来自"刻板印象的威胁"造成的影响——对女性的负面成见导致其对传统男性领域的追求和兴趣减少。

因此，这也是为什么能表明性没有把"任何行为"固定成"本质的"特征的证据是如此重要的原因。相反，性遗传和激素成分与发育系统的其他部分，包括我们的性别结构是相互结合的。自冰河世纪以来，社会发展体系已经发生了翻天覆地的变革，比如，法律、社会福利、税收、医疗、工业化程度等等。尽管男性和女性的生殖系统在人类历史中一直维持不变，但由于发展系统（条件）已经改变了，无论是通过引入避孕手段、平等机会立法、陪产假，还是性别配额，大脑、荷尔蒙、行为和角色也都发生了变化。

我们已经知道，当这一切以一种不小的规模发生时，对性别行为的改变将是非凡的。温迪·伍德和爱丽丝·伊格里指出，在我们的后工业化社会中，可靠的避孕手段和技术使男女之间的生理差异变得不那么重要。这导致了性别角色的快速融合。女性已经涉足法律、医学、会计学和管理学等传统男性领域。虽然对于像早教和育儿师这样的传统角色，男性还没有涉足的冲动，但这可能纯粹是因为考虑到"女性工作"毫无吸引力的低地位和低报酬而导致的。

这里还有一个例子。正如瑞贝卡·乔丹·杨在《头脑风暴》中的记录，仅仅在30年或40年前，科学家们把如此多的性行为——原始性冲动、强烈的肉体欲望、自慰、春梦、晨勃——都归类为独特的男性特征，几乎夸张到只差说"性本身就是一个男性特征"。女性的性幻想却还局限于"婚礼幻想"（显然不是"哦，我结婚一定要请牧师！"这一类），当今美国价值10亿美元的市场助推器，对当时的心理学家来说，大概是一场如同巨大灾难的异常女性性行为。"从20世纪性革命的角度来看，我们很容易忘记到底发生了多大改变，以及发生了多么迅速的变化。"瑞贝卡·乔丹·杨如此评论道。

所谓的男性气概并不是
男人的专利

尽管这个备忘录还没有引发众人瞩目的热议，但相对来说，没有争议的观点是：就基本的行为建构模块而言，大多数的性别差异其实是相对较小的，比如，认知、沟通、社交和人格特质，以及心理健康。威斯康星大学麦迪逊分校的心理学家简·胡德注意到，这个重要观点曾出现在一篇现在非常经典的论文中。该论文还提出了"性别相似性假说"。这个设想基于基础建构模块中的 46 个性别差异的定量统计分析。该定量分析汇编了已出版和尚未出版的研究数据，通过该数据去调研某个特殊的研究问题，能更准确地判断出当前情况。研究员由此计算出一个实用的数据，称为"效应值"。这个值不仅可以表明两组数据间的不同，还能表明其不同的程度是多少，前提是假设性别差异的确存在。毕竟，性别差异可能意味着在任何事上的差异，比如，从"几乎所有女性的得分都高于男性"（当效应值大约为 3 时），到"随机挑选的女性的得分高于男性的概率有 0.56"。这种不会给人留下深刻印象的差异，其效应值大约是 0.2。

简·胡德研究发现，在定量研究出现的性别差异中，有超过四分之三的差异要么非常小（0.1 或以下），要么很小（0.35 或更少）。也就是说，至少，在大约 40% 的时间里，即使你随机挑选一个女人和一个男人，前者的分数都会比后者更有"男子气概"，反之亦然（如果没有平均性别差异，大约 50% 的时间会出现这种情况）。这里的"男子气概"包含：解决数学问题的能力，阅读理解的能力，谈判的竞争力，以及处理人际关系时的领导风格等。最近，一篇关于简·胡德里程碑式的论文《综合 106 个性别差异的定量分析》的 10 年后续报道，同样强调了"性别相似性假说"的重要性。最近的研究已经转变了方向，不仅要从单一的变量中去观察性别差异，也要从多种的变量中去观察模式。波比·卡罗瑟斯和罗切斯特大学的心理学家哈利·艾斯在最近的一项研究中发现，人们通常在一些变量上以固定不变的趋势得分，但在另一些变量上却相反。换言之，他们不能被明确地归为"男性化"类别或"女性化"类别，反而会被分散地归入一个连续区域里。正如研究员所指出的，"虽然男人和女人之间有平均差异，但这些差异并不能支持'男人是这样，女人是那样'的观念"。而一个取而代之的论调则是：

> 个体差异的重要性，会从一个属性到另一个属性发生变化；而一个人的性别必然具备的共同点，

并不会因为组合而发生变化。把这些性别差异当成
个体差异，就会容易理解得多。

这场争论的另一个走向是：用女性的智力劣势解释性别
的不平等这一旧观点，已经转变为价值观和利益上的性别
差异造成了性别的不平等。这并不是说，女人不能表现得
像男人一样，只是因为她的天性就不想表现得像男人一样。
然而，不同于"睾酮是王道"的观点，"男性"价值观（社
会地位、声望、控制支配的人和资源，以及个人的成功等）
和"女性"价值观，在关心照顾亲人方面的差异也很小。这
样的优先级别也不会一成不变。最近，美国的皮尤研究中
心报道称，年轻女性如今已经超越男性，她们更看重高薪
职业。男性和女性同样能成为好父母，并将成功的婚姻看
得比成功的职场更重要。

但是，你或许会赞许女性有同样的工作抱负，却又认
为只有男人才具备必需的冷酷无情，能一往无前。一个老
掉牙的故事是：进化论的动力学决定了凶狠的人主导一
切，并能获得女孩儿青睐，因而，男性天生就比女性更好
斗。事实上，这一连串的假设遗留着几个严肃的问题。但
即使抛开这些，这个理由也的确没有多大说服力。毫无疑
问，就好斗性而言，男女身体的差异是非常大的性别差异
（基于身体里的攻击性是低于或高于平均水平，你有三分之

二的机会猜对某人是男性还是女性）。除少数例外，以下两个关于你职业的事实几乎都是真的：第一，男性通常在非常高的级别或非常有声望的层级占主导地位；第二，若他们没达到那个级别，是因为他们更容易把人打得鼻青脸肿。这并不是说每个人都在工作中表现得很好。但针对语言攻击方面的性别差异的定量分析研究发现，其适用范围很小（在某些地方，比如巴布亚新几内亚的盖普村，其性别差异是相反的。这里的女性以骂人闻名。她们会用丰富的言辞，骂骂咧咧地对付让她们不爽的人）。至于间接侵略，其目的是以杀人不见血的方式，"受害者在社会上遭到排挤，社会地位受到损害"。如果一定要说点什么的话，那就是这种规模意味着会出现更多的女性侵略。简而言之，侵略性上的性别差异，在解释职业社会现状时不怎么行得通。

大多数性别差异都很小

的确，在与职业相关的利益上，性别差异更大（我仔细看了一下，在我之前的书《性别错觉》中，有证据显示这是"根深蒂固"的基础）。根据一个常用清单编写的研究报道显示，超过 80% 的男性比普通女性对"事物"更感兴趣，而后者对与"人"有关的活动则表现出更大的兴趣。这一切，似乎可以反映在过去 30 年来，女性很少选择的职业上。然而，值得注意的是，心理学家吉尼亚·薇利安的观察——该研究只简单地标记了"事物"或"人"的维度，其效果并不如预期。比如，清单上的三个分量构成了解释事情的维度，这需要非常宽泛的理解，包括"全球经济、弦理论、心理表征、网球"，那么，这个词就变得"空洞"。吉尼亚·薇利安也提出，先入为主地认为"性别"所涵盖的东西的确已经影响到了各种条目的创建。比如，为什么不会出现像"拆了裙子后再试图重新缝制成一条新裙子"或"试图重现在餐馆里吃过的菜"这样的活动呢？但吉尼亚·薇利安也观察到，当性别被归类为"物"或"人"

时，便表示其已经被人为地划分了。事实上，对事物感兴趣并不妨碍你对人感兴趣，反之亦然。当然，很多男性和女性对两者都感兴趣。如果他们对两者都不感兴趣，那么，他们的工作就会非常糟糕。比如，一个对力学注射器毫无兴趣的护士，无论多么体恤病人，我都不喜欢让她给我抽血。同样，我也不愿意把房子的装修交给一个没兴趣和有着小心思的与交易商打交道的建筑工人。

有一种说法是，不管一个人在某个特征上是"男性化"还是"女性化"，其往往都不会有一个好的性倾向用于指导。而有一种反驳观点称，这些差异通常是很适度的，但一旦加起来也相当可观。正如引言中，神经生物学家拉里·卡希尔说的那样，性别之所以是相似的，是因为大多数差异都很小，"这就像是在仔细检查过玻璃、轮胎、活塞、刹车等之后所做的总结，所以，沃尔沃和克尔维特间的差异毫无意义"。然而，这种逻辑推理存在一个问题。因为几十年来，研究员们都认为，男性和女性是一个维度的两个极点——某人在男性那点很高，必然在女性这点就很低，反之亦然。事实上，在第一个系统衡量男性和女性的设计中就融入了这个假设。这是一个轻松的调查问卷，涵盖456项问题，还精心设计了一个含糊的标题——态度兴趣分析调查。这个调查把每一个个体放在每条男性—女性线上，并在一个特定点上得出一个分数。比如，如果你觉得"温柔"

这个词，换成"可爱"或"善良"更合适，那么，作为女性的你就会丢一分。（这是多么自然啊！）相对而言，如果你的思维会无情地从"温柔"跳到"肉"，那么你可能不会有第二次约会，但你至少会因为是男性而得一分。

性不会创造男人和女人的天性

直到20世纪70年代，这一假设才被两种新尺度的发展推翻。这些分别评估"工具性"的"男性化"特征（如自信、独立和竞争力）和"表现性"的"女性化"特征（如情绪化、温柔、温暖和关心他人），一直沿用至今。这揭示了两者皆有可能，既可以有"工具性"又能有"表现性"，或两者都没有。也就是说，既没有手段，又不会表达，这也是有可能的。用拉里·卡希尔的汽车比喻来说就是，一个人可以同时拥有沃尔沃的安全性、可靠性和后备车厢的多功能储存空间，以及克尔维特带来的权势、地位和刺激。在此，我要向沃尔沃和克尔维特的车主强调，以下评论只是出于论述的目的，或者，一个人可以同时拥有沃尔沃的慵懒和克尔维特的奢华。但是，目前已知的二维性别模型过于简单。男性特征之间的关联和女性特征之间的关联往往很脆弱，或许并不存在。具有一个男性特征并不意味着你还具有另一个男性特征，女性亦然。

换言之，男性和女性之间的差异也不可能连续相加，创造出两种人类天性来；相反，这种大脑中的性别差异会被利用起来，创造出个性上的、态度上的、兴趣上的以及行为上的"马赛克"（模糊性）。有些行为在男性中更常见，而其他行为在女性中更常见。达芙娜·乔尔及其同事利用3个大数据组，使用和大脑相同的方法，测试了这个设想。结果表明，只有25个行为样本有适中的性别差异（这包括与母亲交流，担心体重和违法，以及极强的性别定型活动，如打高尔夫和使用化妆品），有55%到70%的人（取决于样本）有性别特征的马赛克，相比之下，却只有不到1%的人单纯具有纯粹的"男性"或"女性"特征。

这个测试把男女天性的观点变得和男女的大脑一样不容易理解。男性表现出的众多性格特征中，哪一种应该被认为是男性的特征呢？这种纯粹的男子气概在现实中是不是几乎不存在呢？那说"男孩儿终究是男孩儿"或问为什么女人不能更像男人，究竟是什么意思呢？具体来说到底是哪个男孩儿？哪个女人？哪个男人？

有些人想说，因为不同的性别特征或一个性别在某个特征上的微弱优势，性别就会"自然地"将不同的职业和角色区分开来。而以下这些发现和模式会让这些人很尴尬。不管是有偿或无偿，工作表现都取决于一套不同的技能、特征、兴趣和价值观。人们不会只凭一件事利好而发展出一项事业，比如，识别情绪的面部表情，表现出同情心，或用拳头在会议室的桌子上敲（发泄情绪）。更重要的是，大多数工作都不可能完美地吻合个人特质、技能和动机，但这三者可以在一个范围内实现完美平衡。这就是为什么每个跟你同层次、同角色、同职位的人，都和你不一样的原因。如果你想找个老掉牙的借口，说什么女性从心理上就更适合照顾小孩儿，那你自己就是在承认，女性极多变的性格马赛克与男性相比，在照顾小孩儿上，前者更能和那些可能的"马赛克"一致。我不会说，这个论点不可能正确，但我要问的是，你怎样来证明它正确呢？

"不用去质疑，生物学通过进化和遗传的研究已经大大改变了我们对于男性和女性的认识。"因此，总结刘易斯·沃伯特书中的结论，便可以回答英国的书中"为什么女人不能更像个男人"和美国的书中"为什么男人不能更像个女人"这两个问题了。但吉尼亚·薇利安在《自然》上敏锐地指出，"这两个标题都蕴含了各自的悖论：每个都可以被反驳"。正如我们现在所见，虽然平均性别差异肯定存在，但"像女人一样"和"像男人一样"这两种表达在解释大脑和行为方面是毫无意义的。

这不只是在语义上或学术上的吹毛求疵。"在男孩儿的血液中有叫'纤维蛋白'的物质"，或者"男孩儿真的很擅长跳一种叫'斤斤计较'的舞蹈"，当我们要求小朋友和成年人对上面这两种表达做出解释时，他们想到的答案多为"这个男孩儿的血液里有纤维蛋白"，或者"这个男孩儿真擅长斤斤计较"这样的表达。每个人做出的解释都不一样。这种一般性的表达，通常更能触发一些基于某些假设的解释，比如，血液中有纤维蛋白，或很擅长斤斤计较，又或者不管是什么，都会成为一个男人或女人根本的真实天性的一部分。"我认为，它是男孩儿特有的一种激素，因为它是从男性 DNA 中转录而来的。"这是一个大学生对血液中纤维蛋白的解释。"通常来说，男孩儿都比女孩儿更强壮，并且为这样的观点起争执是颇耗力气的。"相较而言，非一般性的表述会带来为数更多的"非根本性的"解释。这种解释把这些特征看作是一次性的，甚至是一个问题，或由于实践或训练的外部原因，认为"男孩儿已经训练过这种舞蹈风格，并且很擅长"。

当大多数平均差异较小的"马赛克"被随意压缩成一维的通用表达时，比如，男性像这样，女性更像那样。自然的推论过程，就是我们讨论"主要的、深入的、稳定的、遗传的、本质的"普遍特征的过程。当我们说，思考，或写下如"男人更有竞争力，更有占有欲，并且更愿意冒险；而女人更擅长养孩子"这样的表达时，仿佛是在诱导思想转向无所不能的 T 染色体和无所不能的 Y 染色体，转向帕特里夏·凯西的观点——把性作为一种主要的、强有力的诱因，引导我们所有人走在两条不同的路上。但是，性别差异模式形成的重叠、移动、多维、特殊的"马赛克"，反而指向很多因果关系比较微弱的综合作用和持续行为。总之，性不会创造男人和女人的天性。下一章我们会分析风险和竞争力来完善这个讨论。

CHAPTER 5

冒险是男性专属特质吗

冒险能为雄性带来巨大的生殖收益吗

男性＝冒险，女性＝谨慎?

一个领域的冒险精神并不会延伸到其他领域

女性抱有和男性类似的冒险态度

懂得越多，越不敢冒险

女性更能感知到高风险

......

冒险能为雄性带来巨大的生殖收益吗

长期以来，我的大儿子总是避免不了让自己处于危险境地。有两件事令我印象十分深刻，一件事是我的大儿子才 6 个月大的时候，就已经爬遍了整个客厅，只是为了接近并检查他父亲的钻头；还有一件事发生在他的幼年时期。一天，他在家里玩耍时，不到 5 分钟就找到了一个抽屉，里面放着一把锋利的菜刀，而这把菜刀的主人哈利找了两年都没有发现。然后，我的大儿子就拿出抽屉里的菜刀，开始玩儿起来。入学前，每当我带着他去室内游戏中心时——尽管对儿童来说，那些色彩明艳的纪念碑根本不具有危险性——他依旧会危险状况不断。在他 10 岁时，我曾放手让他肆意地搅拌蛋糕粉，按理说这通常是没有任何危险的，但 5 分钟后，我从外面回来才发现，他正准备把轰轰作响的吹风机放到蛋糕发酵粉里去，而且他还冷静地向我解释，这是因为他把黄油放到碗里之前忘了搅拌，所以才想出这一招来弥补。

　　我承认，这些事情发生时，我曾想过，为什么这么一个对危险满不在乎的孩子会来到我的生命中？这一切最终是福还是祸都不得而知。有时我会乐观地认为，他终究会收获极大的成功。比如，他经过几十年危险的实验后，终于发明了时光机。但有时悲伤起来，我便会预见到相当惨淡的命运安排——我看见停放在太平间里的他的尸首。显然，"睾酮是王道"的观点并不能解释我大儿子对危险的痴迷劲儿，也不能勾勒出他的未来，但正如我们在引言中所见，赞成此观点的人确实认为，冒险是男人与生俱来的特质。他们也许会把我大儿子做过的那些危险的蠢事当作进化压力的成功示例，但我敢向你们保证，这是一个遗憾的结论。就像你修剪孩子前额的那一缕刘海儿时，也不会希望参与烧烤的其他朋友过问太多。最近，经济学家摩西·霍夫曼和赫尔·尤里在《雷迪商业》这本杂志上归纳了一系列熟悉的假设：

　　　　当雄性冒着额外的风险，去掠夺食物，驱除敌人，保卫领土，他们获得的回报是几十个甚至几百个配偶，还有很多很多的后代时，这种冒险非常值得！但是，在雌性身上，情况就大不一样了。

　　几十个？几百个？如果你是一只蜘蛛或是古代蒙古帝

国的一位皇帝，那自然会是这样的结果。摩西·霍夫曼和赫尔·尤里的观点多是针对达尔文生殖选择理论的"战斗"部分而提出的（性别选择）。其他研究员还认为，冒险增加了男性作为伴侣的吸引力，这是达尔文子理论的"迷人"部分（两性间的选择）。正如心理学家小迈克·贝克和乔恩·马纳的解释：

> 男人通过冒险行为可以向未来的配偶展示一些男性特质，比如，主导社会的能力、自信、野心、技能和思维敏锐度，这些都是女人寻找理想伴侣时渴望男人所具备的优秀特质。

男性 = 冒险，女性 = 谨慎？

但对女人来说，并没有从冒险中获得好处。这是因为，作者试图巧妙地描述——"男人看重的女人特质是生养能力强（比如，年轻），而不是爱冒险。"换言之，只要女人头发有光泽，皮肤光滑以及有诱人的腰臀比例，那么自我价值感低、冷漠、无能和愚蠢这些缺点对于男性来说都是微不足道的，而且很容易被他们忽视。借助古老的生殖选择理论宣称男性冒险是进化的需求，很明显会引起进一步的争论。这是导致性别不平等持续存在的一个主要原因，有助于解释为什么名声、财富、角落办公室等都大多被男人纳入麾下。摩西·霍夫曼和赫尔·尤里认为：

> 股票的平均收益会高于债券，竞争激烈的工作也可能相当有利可图。这些回报，使风险偏好上的性别差异成为劳动力市场上存在性别差异的主要原因之一。

同时，他们也对职业不平等做出了相关解释，为竞争就业提供了一定参考，这在经济学界也很流行：因为竞争的结果难料，竞争也有一定的风险性，所以在计算可能获得的收益时也必须权衡成本和得失。因此他们指出：

> 过去的 10 年中，经济学家们越来越有兴趣研究，竞争力的性别差异是否有助于解释劳动力市场存在的差异。如果女性不愿意参与竞争，那么就不太可能寻求晋升，或进入男性主导的竞争领域。

但这种解释仍存疑问。比如，对于在以男性为主并且竞争激烈的本科医药和牙科专业中夺得一席之地，年轻的英国女性表现得相当感兴趣。但即使我们把这些问题放在一边，一环一环地去揭开这个把冒险作为男性本质的"冒险故事"的真相时，也能明白其所依据的每一个假设都是错误的。

尽管这个观点很可能让你下次去超市时很扫兴，但我们所做的一切都存在不确定性。一般认为，冒险是一种可能使我们达成预期目标或获得收益的行为，但也会给我们带来失败的可能或使得某些事出错。因此，我们可能会因冒险而失去原本拥有的或已经唾手可得的东西（比如孩子的大学基金，一个清白的名声，政府债券的稳定收入，左派权力），或者我们全力以赴却没能获得梦寐以求的事物（比如一次约会，一份丰厚的养老基金，名声大振，一块金牌，世上尤为畅销的女性主义科普书等）。长期以来，人们一直认为，冒险是一个稳定的性格特征。也就是说，一个人会在生活的各个领域中寻求冒险或避免冒险。事实上，心理学家们多年来都在使用冒险的方法，通过增强一个人在不同领域（如健康、投资和事业）的冒险意愿，得出一个冒险分值。与此同时，很多经济学家也在研究冒险。他们精心设计出一系列彩票任务，让人们在100%的概率中5美元和80%的概率中10美元之间二选一。显然，经济学家可以通过一个人的选择得知其承担风险的情况。长期以来，人们都认为，每个人都可以在"冒险承担者"和"冒险规避者"之间的连续区域上找到一个点，刚好契合"由于生殖选择的结果，鉴别竞争的风险已进化成男性心理学的一个方面"的预期。根据这个观点，男性主要集中在冒险的一端，而女性则在谨慎的一端。

一个领域的冒险精神
并不会延伸到其他领域

然而，几十年来，有迹象表明，承担风险并不是一种单向维度的人格特质。相反，一组研究人员指出，人格特质存在"买保险的赌徒"和"胆怯的跳伞者"两种类型。比如，早先有一项针对500名商业执行官的调查，研究人员通过各种各样的风险选择，研究了这些商业执行官的偏好，比如，商业投资和个人投资，复杂的财务选择困境，自身持有的风险资产数，以及非金融风险。显然，如果冒险是一种稳定的性格特征，那么在一个决策领域承担风险的人，往往也是其他领域的风险承担者。然而，事实并非如此简单。比如，一个了解高管个人理财策略风险的人，并不会告诉你他在生意场上的投资举动。为了更细致地调查这一惊人模式，哥伦比亚大学的恩尔克·韦伯及同事询问了几百名美国大学生在以下六个不同领域中的冒险意愿：赌博、财务、健康、娱乐、社会和道德。调查结果让他们再次惊奇地发现，一个人的冒险倾向一旦跨领域，就不再遵循任何一种模式。也就是说，那些乐意在赛马场花掉一周工资，就如同把钱撒到抽水马桶的人，更不可能从连接在橡胶绳上的桥上面跳下去，也不会去投资投机性股票，也不会要求 BOSS 加薪，也不会发生没有保护措施的性行为，或去偷一条电视机天线。研究员在几年后的一项研究中得出了同样的结论。该研究特意根据冒险倾向招募了一些人，比如，跳伞员、烟民、赌场赌徒和股票交易所的员工。这项研究再一次证明，一个领域的冒险精神并不会延伸到其他领域。所以，当涉及赌博时，赌徒毫无意外地会成为特别爱冒险的人；而当涉及娱乐或投资风险时，他们也不会比其他团体更爱冒险。这里的其他团体也包括一群有着健康风险控制意识的健身会员。

要想了解这个问题，就需要把冒险作为一种基本的男性特征。问问你自己，哪个群体是"真正的"男人，或是展现出一种进化得合理的男性心理学表征的群体：跳伞者还是交易员？我们的期望正如摩西·霍夫曼和赫尔·尤里暗示的一样："睾酮是王道"的理论能创造出一个全方位的冒险者——男性。他们"用股市收益购买法拉利，也更容易在飙车时丧生（相比女性）"。但正如我们先前所提到的，鲁莽的法拉利司机可能更喜欢债券而不是股票（这个假想的笨蛋很可能继承了前面那个飙车丧生者的财富）。这样纯粹的冒失鬼毫无疑问是存在的，但这些人通常都是统计冒险者中的例外，即当人们谈及风险时都显露出迷人、怪异和多方面的特质。

那么，是什么让人愿意在一个领域冒险，而不愿意在其他领域冒险呢？恩尔克·韦伯及同事的发现用事实证明了：风险承担者对风险的负面感知较少，对利益的感知则更积极。这项关于对跳伞者、赌徒、烟民和股票交易员的研究也得出了类似结论。研究显示，冒险者不会比那群有着健康风险控制意识的健身会员更爱冒险。相反，他们认为自己在承担风险方面获利更大。这就解释了为什么他们承担了其他人避免的风险，并且只承担了一种风险，而不是另一种风险。同样，与常识相反，当对待一大笔可能的经济损失时，企业家并不会比其他人更宽容、更爱冒险。他们更加坚信一切都会顺利。

女性抱有和男性类似的
冒险态度

事实上，人们一般都不愿意承担风险。乍一看，这似乎不符合人们固有的观念。然而，《孤注一掷》的作者拉尔夫·凯斯在广泛采访各行各业的人对风险的看法后，也得出完全相同的结论。其中一位受访者是"钢丝人"菲利普·珀蒂，他因能在双子塔间四分之一英里高的钢丝上行走而举世闻名。然而，菲利普·珀蒂断然地将自己描述为"绝对的反面"，并且坚持宣称"绝对不认为自己是一个愿意承担风险的人"。这使我想起了最近和孩子一起看过的一场奢华的魔术表演。其中最后一幕很惊悚：一个逃脱大师戴上手铐，头朝下，被锁在一个装满冷水的玻璃水箱里，只有一个发夹能帮他逃脱。

我们从舒适的座位上站起来，不以为然地看着整个过程。虽然节目主持人强调逃脱大师的处境极端危险，但很明显，我们不可能在剧场里目睹一个人在舞台上溺水身亡的场景。那天下午只要出现一点儿危险的可能，父母就会急匆匆地用手遮住孩子的眼睛。这个不太引人注目的例子说明了一个原则，即风险是在旁观者——我父亲、姐姐的眼里。再比如，我在存储食品和选购食材时对健康和安全毫不在乎的态度，肯定会引起宾客的恐惧。在他们眼里，这种情况是存在风险的。就像好心的客人问"你用哪个砧板切肉呢"这样的问题时，你总会看到客人流露出茫然无知的眼神。但我们没有人会想当然地认为，自己在用切生鸡肉的砧板切蔬菜时正面临着危险。

我们要意识到，"特定情况下的风险，其本质上是主观的，因人而异"。我们不可能简单地去评估风险的"客观"特征，然后从一个人的决定推测出他或她对风险的偏好。这再次与拉尔夫·凯斯的结论产生共鸣。他不止一次地写道："我发现，更仔细的观察表明，那些明显冒着巨大风险的人实际上并不偏好风险。"他还问道："如果冒险必须搭上你并不珍惜的生命，你还会去冒险吗？"这个反问句直截了当地突出了人们在感知潜在收益和损失时的主观性。

人类的冒险行为丰富多彩，导致其在感知风险和利益时的主观性对理解性别差异同样至关重要。恩尔克·韦伯及其同事发现，与很多人的设想相反，女性其实抱有和男性类似的冒险态度。那些对风险和利益有相同主观感知的人，去冒险的可能性也是均等的。男人和女人有时在冒险倾向上的确会有分歧，那也是因为他们对风险和收益的感知不同。那么男性天生就会更积极地感知风险，从而更倾向于接受风险吗？我们在更仔细地观察男女承担风险方面的性别差异这一实际模式后，揭示出了一些重要的细微差别，从而解释了这个难题。

懂得越多，越不敢冒险

　　一个大型的元分析跨越了从童年中期到成年五个不同的年龄组，研究员们整理研究了女性或是男性在不同领域的风险倾向差异（如假设的选择、饮酒、吸毒、性行为和驾车）。这一分析是一个很好的起点。它确实得出了一个结论：平均而言，男性比女性更爱冒险。但大约一半的差异是非常适中的，有20%的案例甚至还跑"错"了方向（也就是说，女性更爱冒险）。元分析还揭示出了根据年龄段和风险种类而不同的变化模式。比如，针对18—20岁的青年的研究发现，平均而言，男性更容易喝酒、吸毒和进行有风险的性行为。但对老年人来说，这种性别差异几乎完全相反。另外，年龄对性别差异的影响也没有明显的套路。令人惊讶的是，如果冒险的进化是为了提高生殖成功率，那么在青春期后，你大概会期待两性间有一个特别明显的差异。研究人员因此总结道：有证据表明，"冒险……似乎并不是以一种简单或恒定的方式，在不同的年龄或环境中表现出来"。因此，将冒险视为一个男性特征的传统观点需要得到修正。

男性只在有些领域更青睐冒险。这就引出一个重要观点：即在一个不完美的世界，人们下个床或不小心吞下牙签都可能会死掉。研究员必须决定他们要调查的风险种类是什么。在我们的思维里，冒险和男子气概密切相关。我们很容易忽略那些不适宜调查的问题。比如，危险的啦啦队运动，骑着马在田野上奔驰，或宾戈游戏，这些出人意料的危险活动又如何呢？马萨诸塞州大学波士顿分校的经济学家朱莉·纳尔逊指出，尽管女性通常也会冒险，但其冒险行为似乎常常会被研究雷达忽略掉。比如，离婚率徘徊在接近 50%的水平时，孩子的到来意味着你要承担辞职或减少工作量所带来的巨大的经济风险。离婚无论是在经济上、社会上和情感上都是一种冒险。或者约会可能会以女人被性侵而结束。

在美国，怀孕致死的风险可能是跳伞的 20 倍。像女人只是在早上穿着高跟鞋滑了一下，都有可能增加慢性疼痛的风险，带来不可逆的腿部肌腱损伤、膝盖的骨关节炎、足底筋膜炎、坐骨神经痛和表现在你脸上的痛苦和窘状。以上并不是在说，所有针对冒险性别差异的现有评估均没有提供信息，没意思且无效。然而，这一切都含蓄地反映出，按性别假设的冒险是什么。如果研究人员的问卷调查能提供更多的选项，比如，你有多大的可能，为了一个重要的晚宴去烤好一个很美味却很难做的蛋奶酥？你有多大的可能，冒着被那些讨厌女人的男人反击的风险，写一篇包含女性主义观点的文章？你又有多大的可能，经过培训能从事一项收入丰厚的职业，而那也意味着你很可能会遭受性歧视和性骚扰？那么冒险所反馈的性别差异很可能会缩小。

实际上，针对冒险是男性特征的观点，已经有了记录在案的反例。大量研究已经发现，女性至少和男性一样愿意承担社会风险（比如，承认其品位不同于朋友，或在重大问题上有别于父亲）。研究也发现，女性在固定成本小、赚钱机会少的情况下，比男性更愿意冒险一试（比如，试图把已经写好的剧本卖给好莱坞工作室，或给一个宣称第12个打进电话的人会有现金奖励的电台打电话）。为什么两性在某些领域对风险和收益的看法明显不同呢？答案显而易见。实际上，有些活动——比如，无保护措施的性行为或酗酒，对女性而言可能更有风险。研究还发现，人们对特定领域的知识和熟悉程度降低了对风险的看法。因此，男性就很可能对一些调查中常见的高风险活动（比如，体育博彩、金融投资和骑摩托车）了解到更多知识或者更熟悉。

女性更能感知到高风险

重点是，两性选择存在不同差异的根本原因在于种种
"不守规矩的行为"。比如，哈佛大学的法律学者卡斯·桑斯
坦所说的"愿望、体验、身体状态、对现有角色和规范的
反应、价值观、判断、情感、动机、信念、奇思妙想"。因
此，卡斯·桑斯坦认为，当我们做出选择时，不仅对物质收
益和成本非常敏感，而且对一个特殊选择可能会带来的自
我观念和声誉产生的无形影响同样也很敏感。在一个性别
化的世界里，这些影响对于女性和男性来说，存在差异不
可避免（比如，请回忆第二章，特里·康利及同事的研究就
揭示了不同的预期性快感和随意性行为的名誉成本）。一项
针对人们从技术、生活方式和环境危害（如核能、吸烟和
臭氧消耗）中感知到的风险的研究备受关注。这些研究常
常会发现，女性在自己、家人和社会危害方面都能感知到
更高风险。比如，詹姆斯·弗林及其他同事在调查了1500
多个美国家庭后发现，平均说来，女性能感知的风险更
高。"睾酮是王道"理论对此是这样解释的：作为抚养宝贵

后代的女性，已经进化到会更加注意针对身体健康的威胁。然而，詹姆斯·弗林及同事根据种族和性别细分样本发现，一个亚群体脱颖而出。比起其他民族（包括非白种人的男性），社会在白种人男性看来，似乎特别安全；初步观察得出结论：这似乎是性别差异，但事实却是白种人男性和其他所有人的差异。

詹姆斯·弗林及同事后来证实，十分不在乎风险是白种人男性的特质。作为对社会主义运动的回应，目前有个主流建议，即"核实你的特权"。那些人愿意比别人花更多时间去完成一项任务。他们通常都受过良好教育，经济富有，且政治保守，更信任当局和政府，拥有反对"权力属于人民"的世界观。现在，已经有相当多的研究通过利用美国很多其他样本，复制了这个所谓的"白种人男性效应"，并且把"'白种人男性效应'的影响不太大"解释成"白种人等级和个体男性效应"。我可以告诉你，这些男人可能会赞同的说法是：我们在这个国家推动平等权利方面已经走得太远了。我们当今社会产生的很多问题，都是因为传统家庭越来越少了的原因，以及可能不一致的说法：有时候，政府需要制定法律，以防止人们自我伤害；社会有责任确保满足每个人的基本需求。这样做可能会更容易、更快速地勾勒出格伦·贝克（美国保守派名嘴）的形象。

冒险倾向更多的是主观认知上的差异

有趣的是，最近在社会和性别更平等的瑞典进行的一项研究，并没有发现"白种人男性效应"的存在。这项针对近 1500 户家庭的全国性调查发现，一切都是平等的，这和调查 1500 多个美国家庭的数据形成了鲜明对比——瑞典的男性和女性对生活方式、环境、技术、健康和社会风险都有着非常相似的看法。调查结果显示，与那些来自其他国家的被剥夺公民选举权、遭受社会歧视的居民相比，瑞典本地人感知的风险较低，而这取代了"白种人男性效应"的说法。

在试图了解社会地位和身份如何影响人们感知风险的过程中，我们发现，人们经常把他们的感觉作为权衡风险和收益的依据。我们对某些事情的态度越积极——无论是未经高温消毒的奶酪、疫苗还是堕胎——我们就越倾向于将风险降到最低，并发挥其功效。相反，如果我们对活动或危险感到反感，就会倾向于判断高风险和低收益。风险来源中，政治世界观是强烈情感的有力来源，它可能是人们为了保护自己的社会身份、角色和地位来看待风险的一种方式：

> 或许，之所以白种人男性觉得这世上入目所见
> 的风险更小，是因为他们创造、管理、掌控世界，
> 并从中获利颇多。而女性和非白种人的男性把这个
> 世界看得更危险些，可能是因为他们在很多方面都
> 更容易受到伤害，又或者是由于技术和当局等多方
> 面的因素，使他们获利更少，并且无权无势，也控
> 制不了什么。

这一点通过有趣的数据巧妙地展示了出来。受到朱莉·纳尔逊观点的启发，我们应该去思考风险，思考男性。当被问及高税收给人类健康、安全或繁荣带来的风险时，耶鲁大学法学院的学者丹·卡亨表示，现在轮到女性和少数族裔的男性乐观了。他指出，这很好地阐释了朱莉·纳尔逊的观点：

> 它只是在一些未经检验的前提下，证实了男
> 性比女性更具风险耐受力。所谓的"风险"也不
> 包括吓掉白种人男性裤子的事情（或至少是等级
> 森严的个人主义）。

　　美国的"白种人男性效应"和瑞典的两性对风险的类似感知均表明，至少在某些情况下，造成风险认识性别差异的原因是男性和女性有着不同的社会地位、身份和经历，而不是某些生物学上持久的生理差异。这是一个很重要的观点。恰如我们先前提到的，正是这些主观感知导致了冒险倾向上的性别差异。有观点认为，女性已经进化到能轻易感知更大的健康风险的程度，这在直觉上是可信的，但似乎又是完全错误的。正如第一个发现"白种人男性效应"的研究员所言："生物因素应该不仅适用于非白种人的男性和女性，还应适用于白种人。"

　　同样重要的是，社会身份包含一系列的因素，比如，社会规范。卡斯·桑斯坦强调，这些规范在我们作决策时扮演着重要角色。事实上，心理学家凯瑟琳·罗恩和凯斯林·沃斯已经搜集到一个令人信服的案例。人们有时会克服强烈的偏好去规避风险以便与他人"和谐相处"，除了社会预期的行为（如酗酒、吸毒、性和暴力）。当然，性别是一种分别适用于男性和女性的内涵丰富的规范。相比之下，有些行为被更强烈地寄望于某一种性别特有的，其他行为则会受到更强烈的谴责。比如，相比男人，社会规范更期望女人"很友好"。当女人在工作中违背了这个规范，比如，表现得盛气凌人或要求升职加薪，那么，她们就会遭到其他人的强烈反对，那些人不愿意再和她们一起工作，也不那么喜欢她们了。这就意味着，男人"更容易兴致勃勃地为他们的起薪讨价还价"这一说法需要得到解释。果真如此，那是否真的因为女人从本质上就是讨厌风险的，或女人没那么在乎金钱呢？又或是由于为维护自身利益而饶有兴趣地讨价还价的这一行为违背了女性规范，所以女人从直觉上就能准确地判断，这么做不太有利于风险和收益平衡呢？

至于第一个观点，研究已经发现，在谈判涨薪水时（在实验室工作中），女人为了保持礼貌规范，可以用完全相同的行为表达"询问"而不是谈判，这样做绝对能减少性别差异。正如作者所说，"谈判这个词不是一个中性词"。我们来看看第二个观点，女人违反了某些规范会得到同样的好处吗？一项研究发现，尽管从 MBA 毕业的顶尖女学生也会和她们的男同学一样，为起薪讨价还价，但是，她们所获得的报酬就要少一些。可以想象，那些女性以后应该不太可能去讨价还价了吧。但之所以不愿意冒险去提，是因为她们预料到冒险不会有多少成效。埃克塞特大学的心理学家米歇尔·瑞恩在一家大型咨询公司调查了 800 多名经理后发现，平均来看，女性比男性更不愿意为事业做出牺牲，也不愿意为了工作进步而冒险。经仔细观察这一现象后得出的结论是：女人倾向于认为，冒险和牺牲给自己带来的好处更少，并不是因为她们没男人那么有进取心。这样一来，她们对成功的期待值就会更低，行业榜样也会更少，得到的支持也会更少，而且也不太相信所属组织是精英体制。

男性冒险，女性获益

在很多领域，性别规范会更青睐于让男性去冒险。甚至冒险被认为是一种男子气概，也被看成是男性的一种重要品质。相比女性，这种品质对男性来说更加重要。这就意味着冒险除了能带来物质财富，也许还会带来更大的名誉、利益或更小的成本。而当风险决策达不到预期目的时，这些打破僵化形象的女领导便会受到比男人更严厉的指责。在此强调一下卡斯·桑斯坦认为"不守规矩的行为"的重要性，男性和女性似乎都会对其冒险行为被他人感知到的文化信息做出回应。比如，在一项研究中，单身男性展示报纸上的一篇文章，声称女性觉得伙伴的冒险根本没有魅力。之后，在一项女实验员管理的工作中，这位男士做出了一个不那么冒险的选择。而这位女实验员可以和那些读过陈腔滥调的文章的人作对比。或者再考虑一下最近一项关于中国年轻男女的研究。该研究认为他们都在玩冒险游戏，要么私底下玩儿，要么其行为被一个很有魅力的异性看到。研究者认为，在中国，理想的女性形象肯定多是那些"胆怯、保守、害羞、听话、不自信、谦虚、细心、有礼貌，最重要的是贞洁的人，而非冒险的人"。与这种理想的女性形象相比，中国女人也会趁男人不注意时像男人一样去冒险。但根据性别规范，男人认为，当其正被有吸引力的异性注意时，会增加风险行为，而女人则会降低风险行为。

当然，有些人可能会说，性别规范的不对称性在冒险时仍然无可避免。尽管如此，还是多亏有了男性进化的冒险优势，女性才能从中获益。正如我们在本书上部所见，此论点要求忽略男性的生殖优势，即能选择一个可以生育的配偶。但还有一个更直接的毁灭性问题——女性往往并不被冒险者吸引。比如，潜在配偶身上的赌博恶习、道德风险和健康风险，都被看成是毫无吸引力的，甚至连金融风险也吉凶未卜。相对而言，一个潜在配偶冒社会风险（愿意捍卫社交场合中不受欢迎的地位）是很迷人的。但想必你还记得前面提到的，女性可能和男性一样会承担社会风险。虽然我们一直积极地看待身体上的冒险，但尤其是在人们考虑短期关系时，只有风险级别最低才是非常好的。人们渴望的"既不是胆大包天，也不是软弱无能"。出人意料的是，"一个活动的风险越低，这个活动就越有吸引力"。这和假设的女性对男性冒险的赞颂相去甚远。但最重要的是，对于充当冒险者，男性并不比女性更加偏爱，异性恋男人和异性恋女人一样，都会被身体冒险者和社会冒险者吸引。

男性已进化成这样，即他们为了吸引女性而愿意表现出冒险行为，这是"睾酮是王道"理论提出的一个假说。一些研究团队已经承认，这种假说"无法解释男女之间观察到的相似之处"，也"解释不了……男人喜欢冒险的原因"。为此，马克斯·普朗克人类发展研究所的安德烈斯·维科及同事对"男女间相似性的整体概述"总结道：

> 男人和女人都学着去评价非适应性原因的相同特质，比如，文化规范或同样的冒险（至少，在那些男女付出投入水平相当的社会里），对男人和女人来说，可能都会是一条可靠的线索。

换言之，男人冒险或许也不是什么稀罕的事。

结果证明，在竞争激烈的情况下，女人也不会像人们通常认为的那样，非常不愿意去冒险，或者不愿意去面对面地和他人谈判。"睾酮是王道"的竞争观受到一年内男人和100个女人生孩子假说的启发，而得出一个简单的预言——"男人更有竞争力"。

相对于女性，男性赢得伴侣的能力更会影响其能否成功繁殖。男人可能会直接争夺伴侣，还可能会争夺资源、领土和地位。这一切都有助于增加他们的交配机会。……因此很明显，男性比女性更喜欢竞争。

来自发展中国家的女性有更大的竞争力

但是，在围绕现实世界中竞争行为的频率而开展的心理学研究中，出现了一个罕见的现象——伊丽莎白·卡什登对英国学生进行的两次日记研究也没有发现什么。报道称，女性和男性竞争的频率相似，而且女性和男性在特定领域和其他人的竞争方式也十分相似。两性在学业、工作（就学生的未来经济资源来说，这可以说是非常好的途径）和地位上（在两次研究中，这项都是很低的排名）都同样有竞争力。男人只是在运动上比女人更有竞争力，而女人也只是在"扮靓"上可以打败男人。然而，这两种情况似乎并不是理解职业性别不平等的关键因素。

经济学家的研究范围没有受到太严的限制，但也没发现男性更有竞争力。研究这门学科的标准方法是给参与者布置一些安全的任务（有些是男性偏好的"菜"，包括"添加三位数"游戏，或把球扔进桶里）。每个参与者在试水后，其每一次成功都能获得一个适当的"计件工资率"，或者通过击败一个随机挑选的对手而获得一次更大的成功。你是否能看到性别差异，其实都取决于你要求人们竞争的内容是什么，以及你调查的是哪些男性和女性。当研究员们设定成中性或者"女性化"的竞争环境——比如，舞蹈、语言能力、时尚资讯或典型的女性工作（如行政助理和体育新闻助理）时，他们便经常发现，女性同样具有竞争性，有时甚至更有可能参与竞争。参与者的文化背景也对能否发现性别差异有重大影响。

有趣的是，研究发现，来自发展中国家的女性似乎有更大的竞争力。因此，哥伦比亚女性、中国的汉族女性和亚美尼亚女性，都同男性一样有竞争力。虽然在西方发达的文化中，甚至在某些工作中，男性具有更大的竞争力也是一个典型的发现。但尤为引人注目的是，在坦桑尼亚的父系马赛社会，男性比女性更想打败其他人，以便成功地把网球投进桶里赚钱；而在印度的母系卡西社会，情况则恰恰相反。此外，以上两种社会中，只有在父系马赛社会的男孩儿在青春期后才会比女孩儿更有竞争力。显然，生物学不能决定男性应该比女性更有竞争力。在3—4岁的奥地利儿童之间，男孩儿比女孩儿更愿意参加跑步比赛（尽管女孩儿也能跑得同样快）。这个年龄段的女孩儿更渴望在一项更"女性化"的手工类任务中参与竞争（在这项任务中，她们稍微有些优势）。但更加让人关注的是，即便在这个领域，男孩儿也会在几年之内变得更有竞争力。与其他社会的孩子相比，西方发达国家的女孩儿在很小时，其竞争倾向就受到了压制，那对男孩儿来说是什么呢？

女性和男性一样渴望冒险

专栏作家约翰·凯在《金融时报》上论述了我们对冒险者的赏识态度，他们承担的巨大金融风险，直接使我们联想到了石器时代。对比"谨慎的猎人"和"更勇敢的猎人"，前者"对待危险动物时，会焦急而密切地观察"，而且"在极其危险的情况下会待在家里"，后者却"不会买账，也不会坐以待毙"，他们只会"冒更大的风险去抓住更多猎物"。为了消除读者心中的疑虑——哪类猎人凭借其勇敢赢得了赞赏？约翰·凯反问道："部落的年轻女人会对哪类猎人印象深刻呢？是那些讲述他们平淡日子的谨慎猎人，还是那些回忆他们九死一生的经历的勇敢猎人呢？"出于某种原因，约翰·凯没有让读者考虑——要是猎人的喉咙被野生动物给掏破，女人们又当如何欣赏他们的夸夸其谈呢？

这个熟悉的故事里蕴藏着很多假设，而现在这个故事离我们还很遥远。冒险不是一个稳定的性格特征，因此不容我们去设想，甘冒狩猎风险、划水危险或跳伞危险的那些人将会是一个无所畏惧的 CEO 或交易员。冒险，不是只有男人才会做的事情；冒险作为潜在伴侣身上的品质，也不是只有女人才会被吸引。同时，越来越多的证据表明，当工作本身允许女性可以胜任的情况下，女性的确会和男性一样去竞争；另外，在远离典型西方样本的人群中，女性也的确和男性一样渴望去竞争。这就打破了假说——那是一个"必不可少的"性别差异。

这个"睾酮"的假设对于男性承担风险到底意味着什么？最初的理解是把冒险当作一种男性特征，即睾酮带来的性别差异，是一种直观的、清楚的、常见的解释。但正如上一章所言——下一章也会再进一步强化——性别差异的形式和模式，以一个单一强大的诱因颠覆和分化了性别的解释。

我在编校本章时发现了一项针对 3500 多名澳大利亚外科医生的调查。该调查显示，有一种充斥着恃强凌弱、歧视和性骚扰的文化，尤其是针对女性的文化（尽管男性不受其影响）。为了让你在这个领域中有一种女性职业味道，而出现了以下现象——女学员和初级外科医生"感觉自己有义务让其上司得到性方面的好处，以保住工作"；将事业与母性结合在一起的观念遭受了公然的非法践踏；主张"男孩儿俱乐部"。可以说，这些现象都说明，女性经历着各种级别的根深蒂固的性别歧视，以及处于"一种已知的那些处在高级职位的恶霸被认为是无法触及的恐惧和报复的文化中"。

那天，我重读这章时，刚好在我定居的澳大利亚维多利亚州爆出了一则令人震惊的新闻：维多利亚的机会平等和人权委员会的报告显示，性别歧视和性骚扰甚至在维多利亚警察局也很盛行，就连维多利亚警察局也未能合法地提供一个平等、安全的工作环境！

我明白，试图找出职场中性别不平等的心理因素很有意义。当然，我们也不应该羞于说出那些造成不平等的政治原因。当你意识到女性已经进入了如外科手术和警察等竞争激烈的高风险行业，并坚持下来时——尽管她们很可能会受到无法约束的性别歧视和性骚扰，你就会发现，有些非正式的学术建议似乎显得有些武断。那些人认为，尤其是高层职场女性的数量相对较少，是因为她们不太适应职场竞争。

"睾酮是王道"理论含蓄地指责女性的工资和地位低，不再注意"不守规矩的行为"的性别影响——规范、信仰、奖励、不平等和经历等，提醒我们切记那些地位低、试图保护自己地盘的局外惩罚者——他们不公平地造成了成本和收益天平的倾斜。

CHAPTER 6

荷尔蒙战争：
我们的文化性战胜了生物性

睾酮是万能的吗

睾丸是一个社会架构——社会事件调节性腺活动

是什么使得"男孩有男孩样儿"

荷尔蒙通过改变身体特征从而影响行为

睾酮也有生物同盟军

女性也有雄性激素

……

睾酮是万能的吗

> 成人的大脑如同天体或陆地一般，比大多数科学家的想象力更具活力，更有可塑性。

> ——伊丽莎白·阿德金斯·里根
> 《荷尔蒙和动物的社会行为》

我曾因写过一本关于男人和女人的大脑有何不同的书，于是近来我有时会被人介绍为是一名学者。但令人沮丧的是，这种简明扼要的个人小传在大范围内都没有引起值得一提的反响，譬如有人惊呼：你一定是科迪莉亚·法恩吧！你能在我随身携带的这本书上签个名吗？相反，人们听了我的个人介绍通常会吃惊地看我一眼，然后问我是否也否认：两性间存在其他基本的生理差异？每当遇到这种情况，我总忍不住想用一种钢铁般坚毅的眼神凝视着他们，并迅速回答："当然！睾丸只是一个社会构造。"然后我就等着看他们接下来如何应对。

毋庸置疑，假定睾丸是雄性荷尔蒙本质的生物之源，这就好比一场打破所有性别平等希望的类固醇海啸。正如韦恩州立大学的法学教授金斯利·布朗最近所言：

> 尽管经常有人断言，性别差异对男人更为有利（对女人来说相反），这是不得人心的社会力量作用的结果，但从某种程度来说，这似乎是更基本的真相：如果把不同工作场合以及非工作场合的性别差异提炼成一个词，那这个词肯定不会是"歧视"，而是"睾酮"。

同样的，经济学家认为，冒险倾向中潜在的性别差异在经济和职业的不平等中扮演着重要角色。他们有时会指责，睾酮是生物学上的罪魁祸首。神经学家乔·赫伯特在《睾酮：性别、权力和必胜的意志》中提出的观点——"我们所说的男子气概大多来自睾酮。"这显然是因为睾酮能促使"雄性做好准备，去迎接严酷的、竞争激烈的生殖活动"。因此，他写道：

> 睾酮必须做很多事情：必须参与到身体发育；必须作用于大脑；负责引燃性激情等。同时，这个

> 荷尔蒙也使得男人能够享受冒险，依靠竞争力和进取心去获取他们所需的东西，统治其他男性，仇视并驱逐侵略者，保卫自己的领土。

听上去，这真是一项大工程。

科学作家兼行为内分泌学家理查德·弗朗西斯创立了"睾酮是王道"的理论，以取笑把睾酮当作"超级元素"的错误观念——睾酮是"选择需求的有力执行者"，简单地说就是睾酮是万能的，可以"搞掂一切"。当然，如果亟待解决的问题是如何创造两种个体，那么作为"超级元素"的睾酮的确提供了一个简洁明了的解决方案。虽然，关于睾酮在社会行为中的作用的科学观点在学科边缘会有所不同，但通常都会把竞争作为关键。尤为明显的是，此处的"竞争"是指男性为了获取或捍卫社会地位、物质资源和性交配机会的竞争。然而，密歇根大学的社会神经内分泌学家莎莉·范·安德斯认为，它也应该包括对最珍贵的资源、后代的保护。相比之下，低水平睾酮与抚养有关。根据"睾酮是王道"的观点，高水平睾酮的个体和其他争强好胜、受到性别激素驱使的冒险者一起聚集在连续区域的竞争一端，而低水平睾酮的个体则蜷缩在更沉闷的另一端。

睾丸是一个社会架构
——社会事件调节性腺活动

我们来看一个例子。一种来自东非湖泊的丽鱼科观赏鱼——"布氏朴丽鱼"。在这个物种中，只有少数雄性获得了繁殖领地，而且，对于自己优越的社会地位，它们表现得并不谨慎。与那些米黄色的无领地的对手相比，这些有领地的雄性则是耀武扬威地挥洒着红色和橘色的液体，以及有着令人生畏的"黑眼线"。有领地的雄性会依照一个繁忙且充满雄性气概的时间表，度过极具代表性的一天——击退入侵者，为了吸引雌性进入其领地，还会冒着生命危险往雌性嘴里授精，之后，立即出发去追求另一个新雌性。另外，比起顺从的无领地的雄性，有领地的雄性显然拥有更大的睾丸和更高水平的激素循环。对于这种情况，"睾酮是王道"的观点几乎让人无力反驳。这些有着高水平睾酮的雄性之所以能成为大王，大概是因为睾酮对其身体、大脑和行为都发挥了积极影响。我们甚至可以想象，如果能获得更大的美学许可（意即促使进化的生殖选择），那么一群雌性就会因要在两性间获取更大的领土平等而焦虑不安。而那些女权扩张论者也会从一种遗憾的而又暗含高傲的语气中听到："存在两性差异并不是因为歧视，而是因为睾酮。"

但即使在丽鱼体内，睾酮也不像最初人们认为的那样万能。如果睾酮真是如此有威力，那么把有领土的鱼进行阉割的确能够摧毁其社会地位。然而，事实并非如此。当研究员把一条被阉割的有领土的鱼放进一个水箱里，让它和一条大小相同、呆板的无领土的鱼待在一起，这条被阉割的有领土的鱼（尽管不再那么咄咄逼人）仍会继续占据主导地位。虽然其睾酮水平低，但地位仍然不变。你若想让一条有领土的雄鱼失去雄风，其实不必给它做激进的外科手术。只需把它放到一个有更大领土的雄鱼的水箱里。几天内，这条稍小的雄鱼就会失去其英雄本色，它大脑中参与性腺活动的神经元将会缩小，睾丸也会相应萎缩。

相反，如果通过实验把原本温顺的无领土的雄鱼移至令人羡慕的领主地位（将其转移到一个只有雌鱼和比它小的雄鱼的新环境），那么其支配性腺的神经元就会扩张，睾丸（睾酮的主要产地）也会长大。换言之，证实"睾酮是王道"理论成立的实验巧妙地使一连串事件发生了错位。进行这些实验的理查德·弗朗西斯及其同事总结道："社会事件调节性腺活动。"为了方便你更好地理解，我们或许可以换一种说法——丽鱼的睾丸其实就是一个社会架构。当然，这只是我的一家之言。

是什么使得"男孩有男孩样儿"

事实上，即使不看行为内分泌学的任何数据，"睾酮是王道"理论也已经够让人生疑了。回顾第一章可知，生殖选择理论以及研究的主要概念和经验已经发生了转变。这些转变让旧的假设（只有雄性才会争取配偶、地位和资源）因尘封多年的生殖成功率而打起架来。很久以前，萨拉·布莱弗·赫尔迪以一种不同寻常的鱼为例，描述了雌性银大麻哈鱼如何为了夺取掩藏其卵子的巢穴而激烈竞争的故事。这种面对面的冲突会导致严重的生殖后果——在三分之一的时间里，战败的雌性的巢穴会被战胜方接管，并且其卵子会被毁掉。说说人类，为什么有些女性不需要荷尔蒙的参与就能使自己参与"严格的繁殖和竞争活动"呢？正如康奈尔大学的神经内分泌学家伊丽莎白·阿德金斯·里根所观察到的：

> 很多女性都特别有进取心，有时甚至比男性还旺盛。女性的进取心是一个重要的二元驱动力，促

进了许多种类的动物的领地维护模式和社会制度的产生。在哺乳动物中建立的主要等级是依据身体强壮程度而来，女性在这方面的表现比男性更好。

把睾酮作为常规标准来区分两性的竞争行为，对此说法，我们应保持怀疑。至少，这种说法需要以单个物种为基础。回想前几章的内容，我们马上就会发现，如果男人像这样且女人像那样的话，那么"睾酮是王道"的观点就能成立。对于"男人爱竞争，女人爱照顾人"这种笼统的论调，睾酮水平之间存在着差异似乎就是一个很明显的解释。但是，"睾酮是王道"理论能解释事实上已经成型的性别差异吗？正如我们在第四章所见，男性形象的必备要素是指同时融合一个男孩儿或男人，以及大多数男人的特征。那么，在没有这些要素的情况下，睾酮如何能使"男孩有男孩样儿"呢？如何把男性和女性清楚地区别开来呢？因此，我们一度认为，有性别差异的行为能够设立一个甚至两个维度，以区分男性和女性。

而事实却与此相反。那么对于"睾酮是王道"理论，我们该如何回应呢？其实，只有从那些更简单、已经过时的一个或两个维度去理解性别，才能有理有据地认为，高水平睾酮会增强个人的男性气质，同时又减弱其女性气质。但是，一旦用多维度去衡量男性气质和女性气质就变得不适用了。正如达芙娜·乔尔所说，大多数人都兼备"一系列复杂的、既阳刚又阴柔的特质"。我们会期待高水平睾酮的男人显示出哪些特别的男性气质呢？而低水平睾酮的男人又缺少哪些男性气质呢？就像我们在前面的章节所见，在某些领域、环境和人群里，男性和女性在冒险和竞争力上是平等的，女性有时甚至会超越男性。那我要特别问一下，在这种情况下，睾酮又是怎样让男性去冒险、去竞争的呢？我们或许可以重申前面章节提出的那个尴尬问题——假设冒险是有领域性的，胆大的人也许会从社会和经济角度厌恶风险，那么，我们期待的高水平睾酮会造就什么样的冒险者呢？

幸运的是，我们不需要回答这一连串棘手的问题。这是因为在进化论框架下，应该科学地解释荷尔蒙和社会行为之间的关系。所以，把睾酮当成强大的荷尔蒙要素（即"睾酮是王道"），这样的观点无法幸存。

荷尔蒙通过改变身体特征
从而影响行为

学者们对激素和行为间关系的揣测由来已久。著名神经生物学家兼作家罗伯特·萨波斯基在其经典论文《睾酮的麻烦》中推测说："几千年前，一个冒险者割掉了一头粗暴公牛的睾丸，因而发明了行为内分泌学。"也就是说，这个诞生了研究荷尔蒙和行为间关系的科学的漫不经心的实验，还引发了一个影响重大的发现——除睾丸外，还有其他因素能促使男性变得如此咄咄逼人。这意味着其他因素也是一种"睾酮"。然而，直到十九世纪中期，德国生理学家阿诺德·贝特才开始开展正式研究睾酮和行为间关系的实验。在阿诺德·贝特的实验中，最初是观察一只被阉割的公鸡。通过观察他发现，它那独特的雄性鸡冠的确耷拉了下来，而且，它还放弃了雄鸡典型的生活方式，比如，战斗、交配以及打鸣。随后，为了消除内心疑惑，阿诺德·贝特很自然而大胆地展开了下一步实验。他决定搞清楚，要是把睾丸再送回公鸡体内，会发生什么。他采取了两种睾丸移植的方案：一种是直接把睾丸重新植入公鸡体内；另一种是在其变得非常可怕时，改用其他实验方式，把睾丸移植到公鸡的胃里。阿诺德·贝特经过后续实验得出了一个重大发现——这两种移植途径都恢复了公鸡的骄傲自大。新植入的睾丸已不能再接入神经系统，阿诺德·贝特由此推测出，这是荷尔蒙在血液循环中发挥了作用。有些鱼类甚至能在群体中的雄性鱼死亡时，趁机完成这一出色的荷尔蒙魔术，以改变自身性别。

阿诺德·贝特的实验给我们带来一个重要的问题——像睾酮这样的荷尔蒙是什么样的？事实上，这一点很容易被忽视。目前，像阿诺德·贝特这类经典的"摘除、移植"实验已经有成百上千个了。这些自然实验都集中安排在动物的生活方式发生转变的时候。比如，从生长初期到发育期；从一个小不点儿到一个大块儿头；在繁殖期前后，它们都指向了一个相同的结论——这些实验都证实，睾酮对身体和交配行为有重要的影响。我们在上部了解到，很多动物在交配和受精的有利时机只会消耗第二性征的生物成本，还得搭上时间、努力，冒着求偶风险。

荷尔蒙可以通过引起身体和行为必要的同步变化，来帮助协调生殖进程。殊不知，睾酮也能在短时间内帮助协调个体行为。比如，假设你恰好是一只公鸡，那睾酮对你脖子下的垂肉和头上的鸡冠都有影响。

　　睾酮在某些方面或多或少地改变了物种的身体。物种不同，这些雄性化的特征也会引起其他方面不同的反应。第四章就有一个这方面的示例——母老鼠会被雄性幼仔尿液中的高水平睾酮吸引，从而会更强烈地舔幼仔肛门附近的生殖器区域。我们看到，这一额外的刺激最终会导致幼仔大脑和在交配行为上产生性别差异。还有一个不那么微妙的例子——丽鱼。在丽鱼的性成熟期，当睾酮增长时，雄性丽鱼的"箭"也会完全绕过大脑而得到发育。这时，雌性丽鱼会受到"箭"的吸引。因此，从某种程度说，雄性丽鱼对雌性丽鱼产生性趣的反应也是由睾酮"造成的"。但是，这是一种相当委婉的方式。就我们自身来说，还需要进一步验证。

　　物种在一个复杂、残酷而无法预知的世界里，一旦成功步入一个特定的生命阶段，就意味着只需要经由这种单一的方式就能够实现了吗？当然不是。人类亦如此，正如我们目前所知，人类这个物种经历过胎儿期的激素分泌后，性腺会在青春期开始分泌出雄性激素和雌性激素，令人获得青春活力，并促进第二性征的发育。性腺主要指男性的睾丸和女性的卵巢。睾丸产生雄性激素，卵巢产生雌性激素。同时，肾上腺也会分泌出睾酮和其他雄性激素（即睾酮所属的类固醇荷尔蒙），再进入血液中。正如伊丽莎白·阿德金斯·里根的解释：荷尔蒙"能帮助协调行为，适应身体的、社会的、发展的环境和背景"。丽鱼的例子恰好可以说明，普遍全方位的性别社会化，贯穿着人类文明的方方面面；通过影响我们男女的身体特征，证明性激素对行为的间接影响。

睾酮也有生物同盟军

但是，睾酮的确也直接影响着大脑。在人生中的重要阶段，比如，胎儿期（正如我们在第四章所见，睾酮和其他因素会相互作用）、青春期、发育期，睾酮更是发挥了更持久的作用，能够帮助我们重建神经通路。

睾酮通过提高或降低脑细胞的电子"兴奋度"，以一种更机动的方式（取决于机制，时间从几十分钟到几周不等），影响着我们现有的神经通路。这个错综复杂的过程正好说明了"种种影响就是由睾酮造成的"这个观点的合理性。睾酮对大脑造成短期影响的非常快的方式是：睾酮和神经细胞膜的结合，通过改变其化学路径来改变神经元放电的难易度。然而，众所周知，睾酮影响大脑的路径就是通过激素受体，把睾酮和雄激素受体相结合，然后，"护送"睾酮进入神经细胞的细胞核，接着睾酮会"挑逗基因组"，之后，它和所谓的"辅助因子"相结合。这样，基因中一个特殊的荷尔蒙敏感区就会被"激活"，从而改变了其蛋白质和肽生成或基因"表达式"。

有时，有了芳香化酶这种生物催化剂的帮助，睾酮就会把一个"男性的"雄激素转变成一个"女性的"雌激素，之后再结合成一个雌激素受体（即使是"性激素"，也能挑战性别二元论）。此外，雌激素可能不会来自睾酮或是性腺，因为事实证明，大脑可以重新合成雌激素。最终，类固醇激素和受体会通过相互之间的反应，生成一系列的"影响行为的基因产品"。正如伊丽莎白·阿德金斯·里根所说，从酶参与生成类固醇、类固醇受体和神经传递素到有助于创造和修复神经元的蛋白质这一过程如下：

通过细胞内的受体类固醇，改变现在和未来的神经活动，从而改变其自身的生产和接受方式，并由此产生其他类固醇，而且会控制某些对社会行为很重要的神经信号系统。

总而言之，睾酮的确干了许多事儿，而且还是非常重要的事儿。尽管起初我们对这项课题的研究浅尝辄止，其复杂性令人生畏。但目前，我们有了第二个理由，让自己不得不忍受这冗长的最后一段论述。上段论述已经表明，在血液中循环的睾酮含量——恰好是特别容易测量的那部分——仅仅是这个高度复杂的系统中的一部分。这个系统中的其他许多因素意味着在血液中或唾液中的绝对睾酮水平，很可能只会极粗略地反映出睾酮对大脑的影响。这些其他因素分别是：辅助因子、雌激素的转化、这个过程中芳香酶的使用量、大脑本身产生的雌激素的量、雄激素和雌激素受体的数量和性质以及它们的位置和敏感度。

女性也有雄性激素

这种复杂性，可能会使前面冗长的论述显得粗糙。但是，在更宏大的体系中，它还是有一些用处的。首先，它意味着进化论还有余地，可以根据每个物种的需求，塑造这种多层级的系统。在有性繁殖的物种中，睾酮无处不在，但只是给其他因素做个修修补补的辅助，由此可能会使"荷尔蒙和行为间联系的程度有所不同"。事实上，进化似乎恰好也借此完成了。假想理论的神经内分泌专家坚信安格斯·贝特曼的假说，希望睾酮在有性繁殖的动物世界里，会用相同的方式影响动物；果真如此，那么，他们就注定要陷入一波又一波的失望中。反过来，这意味着不能仅因为睾酮对海豹或公牛等动物行为有特定影响，就断言其对人类也会有相同的影响。

这个复杂性也使得以下问题显得不那么令人迷惑。人类如何实现这一大事化小（把睾酮循环中的平均性别差异变为行为上的平均性别差异）的壮举呢？基本行为的性别差异与循环睾酮的性别差异，二者根本没什么相似性，甚至两性水平之间只有 10% 到 15% 的重叠。我们在第四章读到的重要原则，也许可以解决这个谜题——大脑中的性别影响并不总是会造成不同的行为。有时候恰好相反，一个性别的影响会抵消或补偿另外一个性别的影响，而不顾生物学上的差异，产生相似的行为。把该原则和血液循环中睾酮对大脑的反应这之间活动的巨大动机结合起来，我们就会清晰地发现，有一种能降低男性体内睾酮水平的方式。比如，一名研究者指出，男性可以通过接触子宫中激增的睾酮，以某种方式使大脑"脱敏"，摆脱后来睾酮的影响。这可能是一种聪明的方式，也许可以通过神经敏感性的性别差异达成。这种方式使男性能忍受更高的睾酮水平，以满足其身体发育和维护他们第二性征的需要，而不会对行为产生额外的重大影响。

这又引出另一个重要观点——睾酮经常会被当成一种"男性"激素。只有男性做足了心理准备，这个假设才有足够的心理意义。你什么时候最后一次听到有人绝望地说"这是女性睾酮的行为"？除非她留出胡子或犯下大罪，否则这永远不可能。可见，"睾酮 = 男人"的观点很流行。很多研究都更注意男性而不是女性，就很好地反映了这个观点，并且增强了这个观点的说服力。但是，莎莉·范·安德斯挖苦地问："那么在女性身上自然发生过吗？"她指出，我们对高水平睾酮和低水平睾酮的看法并不能以此作为绝对标准的参照物。当然，在提到"对男人"或"对女人"来说的高水平睾酮时，这种看法还是有用的。睾酮水平与我们在一分钟前、一小时前、一个月前或三年前看到的那个人相关。最近，在对参加完一项重大的国家或国际比赛几小时后的精英男运动员们的睾酮水平取样后发现，有六分之一的人睾酮水平低于正常参考值。我们几乎很难在实验前预测，这些运动员的睾酮水平是适中的。在某些情况下，精英男运动员们甚至还会低于精英女运动员们的平均水平，几乎没什么竞争性。这说明：荷尔蒙更可能会引起特定的反应，而不是产生行为。这个行之有效的行为分泌学原理，远远背离了"睾酮是王道"的观点。伊丽莎白·阿德金斯·里根解释道：

很多因素都会参与到神经系统功能中来，而荷尔蒙只是其中之一。荷尔蒙可能会为其他有主导权的因素改变阈值，比如，为回应其他动物的刺激而改变阈值，但它通常不是唯一的导火索。

荷尔蒙与性能力无关

睾酮不是一个发号施令的国王，只是集体决策中的一个声音。你只要细细思索，就会明白这么说很有道理。即使与人类的肥皂剧比起来，动物在社交场合遇到的情况也许显得微不足道，但在具体的环境中也值得深入品味。动物的哲学就是采取严格的荷尔蒙反应方式去回应世界。动物很快会发现，它们惹上了麻烦。那么动物是如何对特定的刺激做出反应的？诸如面对潜在配偶或入侵者时。事实上，这不是由荷尔蒙水平决定的，而是取决于社会环境——每个参与者的相对位置是什么？还有谁参与其中？它们在哪里相遇？从对丽鱼的研究中，我们已经看到了一个生动的例子——占统治地位、被阉割的、有领土的鱼战胜了竞争对手，从而达到了非常高的睾酮水平。另一个能证明这个原则的例子是有关小长尾猴的研究。那些用以研究的圈养动物，包括没被阉割的雄性和阉割后的雄性。后者会定期接受治疗，研究人员会给它们注入大剂量的睾酮，然后观察其争取社会统治地位的变化，通过它对其他雄性的攻击，进行量化评估。虽然注射睾酮确实强化了被阉割雄性的进攻行为，但其行为仍总是指向低级别的雄性。换句话讲，猴子相对的社会地位像是一个主要的、强大的过滤器，可以过滤出睾酮对进攻行为有什么影响。结果，尽管研究者依靠治疗手段提高了被阉割的雄性的睾酮水平，并使其超出正常水平，但"没有一个被阉割的雄性会在注射荷尔蒙后更上一层楼"。事实上，睾酮和社会级别之间并没有明显的关联。雌性和被阉割的雄性的排名常常都在没被阉割的雄性前面。可见，睾酮并不是王道。

有证据表明，睾酮不仅不足以引发与荷尔蒙相关的行为，而且对于某些物种来说，还可能不是必要的元素。对比"睾酮是王道"的观点和证明结果，一切都更加鲜明了。在很多物种中，生殖和交配活动中的激素调节非常重要。要是睾丸和卵巢没有产生足够的激素，这些物种甚至不可能会有性行为。而且要是性腺没有产生足够的荷尔蒙，许多雄性啮齿动物就不能完全勃起。而雌性的卵巢荷尔蒙却可以控制身体各种变化，为身体上的性行为做好准备。比如，雌性老鼠会摆出身体后屈、"脊柱前弯"的诱人姿势，以确保其能够交媾。在大多数灵长类动物中，完全没有这种激素条件。可见，荷尔蒙和性交动机有关，而和性能力无关。埃默里大学的行为神经内分泌学家金姆·沃伦解释道：

这是一种把性交能力从性交动机中剥离，允许
社会经验和社会背景强有力地影响从发育期到成年
期动物性行为的表达。

金姆·沃伦通过研究抑制睾酮的实验，完美论证了睾
酮是如何影响雄猴的性行为的，而这些雄猴是和雌性同处
一室的恒河猴。这个实验结果符合睾酮和竞争间的关系
描述，并且表现出对雄猴的性行为有着严重的影响。金
姆·沃伦让雄猴与雌猴同处一室，另外还有其他几只雄猴
与它们同组。所以，比起那些独享雄性地位的猴子，它们
很可能需要竞争来赢取交配机会。有趣的是，这个实验还
提醒我们，不仅是雄性会竞争，在雌性恒河猴中也会出现
类似的竞争。要是雌性的周围没有同性竞争者，它们很可
能会在生育期外进行交配。如果是在雄性很多、竞争激烈
的情况下，睾酮抑制也不总是会减少性行为。因为之前的
性经验和更高的级别都在对抗睾酮被抑制所带来的影响。
实验中，底层雄性的性活动在一周内就停止了。然而，那
些性经验丰富、高级别的雄性，尽管其睾酮处于被阉割的
水平长达 8 周，却"明显没有受到睾酮被抑制所带来的影
响"。这是由于雄猴所处地位和之前的性经验弥补了荷尔
蒙的不足。

最终，"睾酮是王道"的地位还是被鄙视了，睾酮并不

是驱动与荷尔蒙相关行为的充分条件。有时候，睾酮甚至连驱动与荷尔蒙相关行为的原因都算不上。回想一下荷尔蒙的目的——"调整行为，以适应环境和现状。"为了实现这个目标，睾酮在帮助动物调整社会行为以适应其生存现状的过程中扮演着"重要角色"。虽然，我们已经习惯性地认为某些行为是"被睾酮煽动的"，然而在很多情况下，把这些行为看作是由"睾酮增强的"，似乎显得更合理。睾酮水平会随着社会环境的变化而做出调整，时高时低。这表现为：一些因素影响行为（很可能是通过改变感知、动机和认知的方式），一些因素影响结果，一些因素影响睾酮水平，诸如此类。

先改变外部世界，
进而改变你的大脑

你肯定会记得丽鱼们初次会面时的情景，占主导地位的丽鱼有明显的优势，因为它们的雄性激素水平很高。严谨的实验揭露出，事实上，占主导地位的丽鱼之所以有很高的雄性激素，是因为命运之神决定了它们作为主导者的地位。当雄性丽鱼第一次被放在一起时，它们的雄性激素水平给不了你任何线索，你也就无从得知最终谁的雄性激素会激增，谁的会锐减。从"睾酮是王道"的观点出发，我们可以假设，雄性激素多的丽鱼自然会更成功地登上它们社会的顶层。然而，事实并非如此。激素与主导权的关系呈现出另一面。一旦丽鱼有时间互动交流，二者相关性就出现了，成功的丽鱼释放的雄性激素会更多。里斯本大学的行为神经内分泌学家鲁伊·奥利维拉主持了这项研究并解释道：

社会信息被转化成类固醇激素的水平变化，能够反过来调节行为的神经网络，所以行为可以随着感知的社会环境而调整。

事实上，甚至在基因层面就能够看到社会效应，基因与社会环境的交互作用，会改变大脑中雄性激素和雌性激素受体的表达。换言之，睾酮从王者地位降级为一个只是调节社会环境对大脑影响的中间介质。也就是说，先改变外部世界，然后你才能改变睾酮，进而改变你的大脑。

这一改变的关键点在于，即使在动物中，最重要的仍是主观感知，而不是客观世界。再想想丽鱼，尤其是在鲁伊·奥利维拉的研究中的那条不幸的雄性丽鱼。只有一个占据社会主导地位的雄性丽鱼成功建立了领地，然后开始分泌更丰富的雄性激素，才能打败竞争对手。但是，还有一条丽鱼，虽然打败了70%的对手，却没能建立领地。饶有趣味的是，这条冠军丽鱼释放的雄性激素不在征服者表格范围内，而是处于被征服的鱼那一栏。鲁伊·奥利维拉提出："这一切表明，是个体对地位的认知，而不是对其主导地位的客观衡量，触发释放了雄性激素。"

再看看有关雄性狨猴的研究。它是一夫一妻制的物种，作为父亲的雄猴会积极参与到育儿中去。研究人员测量了应对陌生雌性排卵气味时其睾酮水平，结果发现它们的睾酮水平取决于雄性的家庭状况。单身雄性面对雌性性感诱人的气味时，其睾酮水平会上升，阴茎也会勃起。而有家室的雄性，尤其是有后代的雄性，在面对同样的刺激时，其睾酮水平却没什么变化。很明显，那性感诱人的气味没有起到任何效果。也许是因为这对于它们来说只会让其分心，而谈不上是一次机会吧。

具备奶爸素养的男人，睾酮水平会降低

句话，截至目前，我们所勾勒出的生物大局观都和"睾酮是王道"的观点相去甚远。"睾酮是王道"的观点认为，睾酮直接加剧了雄性竞争的热血程度。然而，我们已经看到，竞争也是雌性生活的重要特征。睾酮的循环水平只是复杂系统中的一个变量。在复杂系统中，性驱动可以凭借不同方式达到类似的目的。我们不能假定睾酮只是在雄性生命中很重要。因为很多因素都会影响动物的抉择，而睾酮只是其中之一。而社会环境和经验对动物行为的影响则优先于睾酮带来的影响，或在睾酮缺席时填补它的空白。总而言之，睾酮远非纯粹针对性激素的生物测量仪，它会对生存形势和环境做出反应，也就是说，睾酮对大脑和行为产生的任何影响，都不能简单地归结于是"睾酮"这个纯粹的生物因素在发挥作用。睾酮水平或（应对形势和环境而产生的）反应无可避免地和个体的既往经历以及目前的主观经验交织在了一起。

那么我们人类呢？

和其他动物一样，睾酮同样也帮助我们调整行为，以适应"环境和生存形势"。在相对稳定的关系里，比如在搭档关系和亲代养育关系中，睾酮水平似乎符合以下原则：高水平睾酮与竞争有关，低水平睾酮与养育有关。比起幸福的夫妻或快乐的单身汉，渴望寻找性伴侣的男人和女人，往往会有更高的睾酮循环；比起没当父母的夫妻，为人父母的两口子往往睾酮水平更低。其中的因果关系很难厘清，何况科学家们不可能给人们随机分配是过上 10 年的婚姻生活再说，还是当即就要一个孩子。这似乎不能简单地说，人类不同的睾酮水平导致了不同的生活方式。研究者针对男性空军老兵展开了一项研究。他们定期把老兵们带进实验室，测量他们的激素水平，并记录他们的婚姻状况。其结果"展示了睾酮的动态变化：濒临离婚那几年，其睾酮水平会上升，婚姻稳定那几年会下降"。研究人员推测，这是因为：

> 经历了一个比较漫长的求爱到订婚时期，婚姻的仪式已经接近尾声，男人得到了伴侣的认可，能够和伴侣一起生活，便不再为了性伴侣而和其他男性竞争。
>
> 结果……他们的睾酮水平降低了。而相比之下，男人在离婚前夕要和配偶争夺孩子、物质财

产，自尊。同时，离婚的男人也会重新进入竞技场寻找新的性伴侣。圣母大学的生物人类学家李·格特勒主持了一项针对菲律宾父亲的大规模纵向研究，研究结果清楚地呈现出照顾孩子和睾酮水平变化走向的关系。研究发现，男性的睾酮水平会在他成为父亲时降低。也就是说，他陪伴孩子、照顾孩子的时间越多，其睾酮水平降低得就越多。这并不是因为睾酮水平低的男人更能成为奶爸，相反，是因为亲子照顾本身就会降低睾酮水平。

行使权力的女人，睾酮水平升高

我们为何不像其他动物呢？显而易见，我们基于性别而建立的社会架构形成了人类复杂体系中特有的一种维度。我们已经知道，性别规范、性行为模式、养育子女的方式因时间和空间而存在很大差异。这些文化环境的形成必然少不了女性和男性荷尔蒙的"丰功伟绩"。有一项针对坦桑尼亚两个邻近部落中父亲的研究已经对其解释得很清楚。这两个部落分别是哈德扎的狩猎采集部落和达托噶的游牧部落。研究发现，哈德扎部落的父亲的睾酮水平更低，因为这个族群的父亲要养育孩子；对比之下，达托噶部落中养育孩子的父亲只是象征性的少数人。必须指出，睾酮水平低，并不能判定具有奉献精神的丈夫和父亲就只能过着唯唯诺诺或是没有性快感的生活。与流行观点相左，没有令人信服的证据表明，睾酮的基线循环和人类的社会地位之间有重大联系。大多数研究都没弄明白，在正常范围内的睾酮水平里，健康男性的睾酮和性欲之间的关系是怎样的。这也许是因为不同于其他动物，我们的竞争行为是断断续续的，视情况而定。莎莉·范·安德斯指出，性欲也是爱情和亲密感自然而然的流露。譬如，我们不必在每年的同一时期离开两周，为了建立非常好的家庭来抚养孩子而投入残酷的斗争，然后再疯狂地交配。顺应环境的要求，或是当机会来敲门时，睾酮会相时而动，升高或者暂时性地降低，这似乎看起来更有意义。

这里，我们要再次明确一点，基于性别的社会架构，既会对人们不期而遇的客观现状造成影响，也会左右他们的主观意愿。我们经常把睾酮当作塑造性别的原因，那么倘若这种你所熟知的路径也需要来个颠覆呢？莎莉·范·安德斯及其同事已经借助近期的一些巧妙设计的研究找到了证据。

在该项研究中，莎莉·范·安德斯及其团队设计了一套可编程的会哭闹、入睡、吞咽进食的玩具婴儿。之前，这个项目是被高校用以展示不做避孕的行为所造成的严重后果，尽管那时看起来非常麻烦，但比起真正去抚养孩子，这些已经算够轻松的了。研究分为三组。第一组的男士被随机分配了一个角色——我们能想象到的"把带孩子的事情丢给女人的传统男人"。根据指令，他们只需要坐着听孩子哭，其他什么也不用做。第二组被随机分配的男性角色仍然是这样的，只不过他们完全没有带孩子的经验，但这一次，他们得和孩子单独待在家里；根据指令，他们要哄孩子，但悲剧的是，不管男人们如何努力，这些被设定了哭闹程序的玩具婴儿一直大哭不止。第三组的男人被设定成"有进取心的爸爸"：孩子一直啼哭，男人只要恰当地哄孩子，孩子就会停止哭闹。研究结果表明，在第三组中，当"父亲"温柔的安抚达到预期效果时，其睾酮水平就下降了；在其他两组中，当"父亲"面对一个哭闹不止的孩子却只能呆坐着听孩子哭闹时，其睾酮水平就上升了。换言之，很明显，男人处理孩子哭闹的方式不同，对睾酮的影响也不同。这个实验让人们对男人没有"正确的激素"照顾孩子的论调又有了全新的理解。思考这个现实：实验室之外，人们在安慰孩子、不让他哭闹时的信心和经验，很可能是由照顾孩子的人的经历和性别期望塑造的。

这项研究的第二个实验把环境设定从家搬到了办公室。这一次，莎莉·范·安德斯及其同事让办公室里的男女参与到其中进行训练，让他们表演一段解雇员工的对白，然后测量其在此前后的睾酮水平。总体看来，权力的使用对男人的睾酮水平没有明显影响，但女人的睾酮水平却因此而得到了大大的提升。研究员从中得出一个有趣的结论：基于性别的社会架构，使得男性在行使权力时，更有可能也更容易被他们自己认同，这要归功于男性和女性的睾酮水平上的两性差异。研究员总结道，"性别行为可以调节睾酮水平"，也指出"造成睾酮水平差异的另一个原因是培养的替代作用"（是的，伙计们，让女人顶替你们手握重权的工作吧，她们还会在不知不觉间顺便带走你们的荷尔蒙）。

这项研究的社会背景很清楚：毋庸置疑的权力独白。这种情况通常都很主观。研究运动场上和实验室当中睾酮与竞争性行为之间的关系，对理清其混乱的结果大有用处。参与者身处这些环境中，通常不知道自己要面对的竞争会有多么激烈，事情的结果又会是怎样的。最初，对女性进行研究调查的结果很少，以至于就过早地认定，在竞争环境中，只有男人才有睾酮反应。然而，随着实验数据越来越多，研究员最近通过总结回顾，得到了一个结论：

> 两性模式不一致，胜利者睾酮水平升高，失败者降低，……或是胜利者和失败者同时升高；或是面临竞争时，其睾酮水平没有明显变化。

至此得出一个值得怀疑的结论：睾酮根本没发挥什么作用。也许，研究者想说，这些情况的不一致是因为人们感知竞争环境的角度不同。内分泌学家冈卡洛和鲁伊·奥利维拉指出：

> 同样的事件可能引起不同的反应，一是因为评估的个体不同；二是因为同一个体给出评估的时机

不同（比如，在不同的社会形势下）。研究人员认为，你对对手能力的评估，对获胜或失败原因的分析，对竞争形势的"环境"和"对手"的熟悉程度，以及你潜在的爆发力——这些因素都很重要，会影响睾酮做出反应的时机和方式。性别恰好可以以此为突破口。我们可能会因此期望性别影响睾酮水平的这种陈腔滥调，能对成败做出合理解释。现实中的不平等造成了两性行为、性别体验和社交网络的双重标准。我们在前几章中看到过，不同领域（阳性、中性或阴性），不同文化背景（比如母系社会或父系社会），相同竞争环境的不同体制（如体育新闻助理和行政助理），这些都会消除竞争意愿上的性别差异。

强势的睾酮是卓越人群的特质

事实上，针对男性的研究结果，已经展示了文化和基于性别的社会架构对荷尔蒙的影响。在美国，一个快速跟踪的干预项目，已经成功地持续影响了十年。

这个项目是针对近期有反社会行为的高危险男孩儿进行的，旨在"培养他们的社会能力和自律能力，使其在面对挑衅时表现得更加平静，不再躁狂"。有些参与者接受了长达十年之久的深度干预，另一个对照组则没有受到干预。多年后，参与者年满25岁。尼皮辛大学的社会神经内分泌专家贾斯汀·卡雷及同事邀请该项目中的70人来到实验室：假定另一个参与者在游戏中十分恶劣地偷走了他们的点数，以此测试他们对挑衅的攻击性反应。实验结果显示，干预组作为同盟者，并不愿意对这种破坏行为加以报复。他们的反应显示出干预的深远成效。对我们来说，特别有趣的是：面对挑衅，他们表现出更小的睾酮反应。这似乎证明，他们更能容忍竞争激烈的环境。贾斯汀·卡雷及其同事总结道：

这些结果共同表明，快速跟踪干预项目造成了被干预者持久的心理变化，对个体如何编码、理解和处理社会威胁和挑衅造成了影响。这些心理过程，进而影响到睾酮对挑衅的反应模式，继而影响到攻击性行为。

伊利诺伊大学的心理学家达夫·科恩及同事也从一个经典实验中得出了一个类似的结论。这一次作为对照组的非西班牙裔白种人男学生均来自美国的北部地区或南部地区。在一系列实验中，两组男生都会遇到设置的挑战———一名男性作为诱饵会撞上他们的肩，然后恶语相向。对北部地区的学生来说，这种事没什么大不了。但是，对南部地区的学生来说，其生长环境里还保留着古老的文化，他们很看重男人的名誉和尊严，所以，他们会一边走开，一边忧心这些侮辱性话语对他们名誉的影响。这群南部地区的学生反应也慢，在事后才有了进攻意识和战斗行为。这一次，只有受侮辱的南部地区的学生因为反抗而出现了睾酮水平的上升。关于这项研究的讨论一再重申实验操作没有"产生任何真正暴力的行为"。但是，假如一名充当挑衅者的参与者很不幸被他冒犯过的南部地区学生揍了一顿，这能怪睾酮吗？还是说男孩儿终究是男孩儿呢？

乔·赫伯特在《睾酮》中总结道："人类大脑必须借助

法律、宗教和习俗，设计很多方式去规范、引导以及优化睾酮对男性行为的强大影响。""真实"、"原始"或"有目的"的睾酮水平，或文明介入后的反应性是不存在的。丽莎·韦德指出：

> 荷尔蒙不是促使我们释放原始欲望的生物指令，而是动态的生物设计，使我们能对身体、社会、文化环境做出反应。

本章节的研究案例生动地说明了奥古斯汀·富恩特斯与众多女权主义科学家相互呼应的观点："一提到人类，就认为我们的生物性不需要文化经验的参与，我们的文化性的自我与生物性毫无持续性关联，显然，这个观点是错误的。"现实是文化似乎占了上风。

在过去的八年里，我参与了很多有关如何提升工作中的性别平等的讨论。我想说清楚的一点是，讨论中从没提到把阉割作为一种可能的解决方案（甚至在我们策划"全球军事政变"的绝密女性会议上，这个方案也没被提及）。此外，那些想增加女性高层代表的机构，其人力资源部也会立刻消除阉割的法律依据和道德依据。我们从科学角度也可以推翻这个方案。科学文献并没有说，为女人补充睾酮后，阉割会成为一条实现男女平等的强大的生物捷径。这对鱼和猴子都不适用，又为什么肯定适合我们人类呢？地位、经验和定义夹缠不清，都可以互相指代。在这三者的复杂关系中，没有谁能决定谁。总之，强势的睾酮是卓越的人类特质——也没有哪一位国王可以从类似的复杂内部联系中抽身而出。

这项研究转而提出真正奏效的两点：一是对状态、经验进行大规模和长时间的干预；二是参与者对具体环境的主观认知。值得一提的是，这带来了一个更艰难的挑战，而不只是激素成为助推器或阻滞剂那么简单。这幅性别的"广阔织锦图"织得密密麻麻，又厚又结实，即使你弄松一个线头儿，其他部分仍然完好无损。丽鱼的身形依旧靓丽，五彩斑斓，它们为自己代言。我们的陈规陋习，在每一次邂逅、每一种服装、每一种语言、每一笔工资、每一个标题、每一个奖项、每一种媒体、每一次立法、每一种规范、每一个瑕疵、每一个笑话、每一种艺术、每一种宗教当中，随处可见，被大肆渲染。如此种种创造出我们丰富多彩的性别文化，并且世代相传。

很多社会架构亟待重建。把坚守现状的固执和睾酮的操控相混淆，这是非常大的错误。

PART THREE

未来

你所不知道的性别密码

CHAPTER 7

雷曼姐妹的神话
——女性进入金融领域，
可预防金融危机？

如果雷曼兄弟成了雷曼姐妹，还会有信用危机吗

证实偏见——研究员倾向找出并印证社会已有的观点

女人比男人在金融冒险上有过之而无不及

面临巨额资金风险时，性别差异就消失了

男人干不来女人活值得炫耀，男人干得来女人活更容易成高管？

男性的冒险性——关乎面子，再大代价也值得

……

如果雷曼兄弟成了雷曼姐妹，还会有信用危机吗

> 为何金融交易员都是年轻男性？答案其实很简单。从生理角度来讲，年轻男性生来就适合从事金融交易员工作，……这一切就好像是为年轻男性量身定做的。睾酮的所作所为，恰好对应了一个成功商人必备的品质。似乎成人世界的金融交易就应该适应年轻男性的天性，这的确不同寻常。
>
> ——乔·赫伯特《睾酮》

《卫报》商业编辑提出了一个问题："如果把雷曼兄弟换成雷曼姐妹，把男人换成女人，那还会引发信用危机吗？"这个疑问掀起了"国际媒体调查国际金融领域的性别问题的热潮"。根据研究报告中睾酮和风险之间的联系，一些评论家认为，金融领域迫切需要更"多样的荷尔蒙"：女人越多，老男人越多，睾酮就会减少。研究报告的标题和受访者都反复强调"睾酮是王道"的观点，呼吁更多"宇

宙情人"，为商业世界的"睾酮规则"注入亟需的金融保守主义。

如今，这个论调都让人听得耳朵起茧了。很久以前，基于进化压力，男人会为了获取资源和地位而甘冒风险，以此谋求生殖繁衍的成功。尼古拉斯·克里斯托弗在《纽约时报》上总结道：把石器时代的"男性大脑"用到21世纪的国际金融领域，那些"进化残余物"就会制造灾难。直到次贷危机和信用危机后，人们才清楚地意识到金融领域完全由睾酮掌控，而没有一个女人的踪影，这是多么危险。

如果有更多女性进入金融领域，世界金融系统才不会令人失望。这句话似乎是对女性的高度赞扬。我们的确该花点儿时间来对比一个世纪前《纽约时报》上的一篇文章了。该文报道了一些经纪公司要求禁止女性出入办公室的情况。比如，一家百老汇股票经纪公司写了一封非常经典的告女性客户书，解释他们如此做是因为他们更尊重客户，"认为女人出入经纪人办公室很不优雅"。一名经纪人指出，事实的确如此，女人一旦"出了自家门，到哪儿都是个妨害"。众所周知，女性不仅缺乏"商业本能"，也学不会商业技能。而男人可能从子宫里挤出来那天，就对金融有天生的领悟。显然，女性进入金融领域必然是一条漫漫长路。直到2010年5月，《时代》杂志封面刊登了女性金融监管师——伊丽莎白·沃伦、瑟拉·贝尔和玛丽·夏皮罗的照片，才"负责清理了这场混乱局面"。

　　然而，让女性来扮演金融系统"大动荡"的屏蔽器，属于性别生物学意义上的匹配失误。女人求稳的特性可能有益于世界经济的发展，但不利于个人财务状况的提高。事实上，你不必是财务分析师，有意识清理资产，偿还账单，并对此沾沾自喜。一般来说，相比女人，男人会对这种体验感觉更舒服。年度"富豪榜"一次又一次地印证了，几乎只有男人才能承担这种令人窒息的风险。这种不平等从历史的角度很容易解释。即使特别优秀特别能干的财务顾问除了忠告女客户要嫁得好以外，也很难帮助那些没有受过高等教育的人去建造一座财富大厦；这些人不能依法享有财产和证券，而且只能从事收入最低的职业。当然这些外在的壁垒已经被破除有些日子了。很多研究员开始转向内部因素的探索，比如胎儿期和睾酮循环，用以解释两性风险偏好的"基本差异"是什么，这一点倒是常被提及。

证实偏见——研究员倾向找出 并印证社会已有的观点

读本书时，你也有理由怀疑——睾酮使男人和女人的金融决策风格有一个"基本"的差异？正如我们所见，男人和女人整体行为方式的典型重合，是性别差异的"睾酮是王道"观点面临的一个主要挑战。在我们所具有的那些品质中，有没有与金融密切相关，基于性别而作的强势抉择，并且最早可追溯到冰河世纪的呢？

在围绕科学文献进行的一场卓有成效的辩论分析中，经济学家朱莉·纳尔逊分析了 18 个经济学上承担金融风险方面的性别差异研究。其中，有些研究选取的是经济学家喜爱的彩票，受访者有很多选择，比如，稳赢 5 美元，或有一半机会赢 10 美元。其他研究则询问人们在真实生活中对于金融冒险的偏好，或是研究人们管理他们的实际金融资产，是稳健型还是高风险型，是选股票还是选债券。你可以预见的是，这些差异通常都很小，少数例外是差异为零，也就是没有性别差异。在这些研究中，甚至有两种研究结果显示为女性更爱冒险。我们怎样从两性间的重合部分找出一个所谓的基本差异呢？朱莉·纳尔逊通过观察得出，研究员通常以不太精确且墨守成规的方式从早期的研究当中得出结论，这就显得片面有失公允了。研究员喜欢强调他们的发现与男性富有冒险性的陈旧观念一致，却刻意贬低甚至忽略不符合的成果。这个发现引起了朱莉·纳尔逊的怀疑：研究员"倾向找出并印证社会已有的观点"，这是典型的"证实偏见"。如果这类成果更容易被发表，那么科学文献的结论就偏离了预期。

有一种叫作"漏斗图"的数据处理方法，恰巧能表明，科学文献是否以这种方式表达偏见。如果数据不合你意，你就会无所顾忌地直奔段落中毫无悬念的最后一句话。然后，你会根据所有研究结果中数据的大小制图，沿着水平坐标轴绘制每一个数据点，沿着垂直坐标轴向上粗略地绘制出样本结果。为什么要这么做？因为大型研究的结果应该更"精确"、更密集地聚集在"真实"的规模效应附近。相比之下，小型研究受随机错误的影响更大。因为在研究课题涉及的范围越广的情况下，研究规模小，调查样本的特殊性和分散性则会表现得更明显。一些小型研究往往极度夸大或缩小性别差异，甚至"转向"错误结论。如果没有出版偏见，没有夸大男性冒险性的报道，这些高估或低估的性别差异应该更符合大型研究表明的"真正"价值。

稍加想象，你就会发现，数据图看着就像一个颠倒的漏斗（就个人来看，我赞成把它称作"烛台图"，可惜没人理会我的这个看法）。如果偏见的确存在，那么在这个数据图中肯定有一块空白，以致研究者低估了有关性别差异的少数样本，而没有发现或干脆忽略"女性更爱冒险"的情况。换言之，高估男性冒险的报道得到发表，各种"低估男性冒险的报道"却弃之不用。朱莉·纳尔逊在绘制分析她自己所得到的数据时，发现"证实偏见很强烈"。

这种偏见误导了整个文献的结论，又整个夸大了性别差异。以下面几项大型研究为例，其中一项是向成千上万的受访者征求关于彩票问题意见的报纸调查，另外两项大型研究涉及上万人的退休金投资，以及超过 35000 个股票投资账户的分析。当朱莉·纳尔逊只对这些大型研究所得出的八个更精确的结果进行观察时，她发现了什么样的差异呢？朱莉·纳尔逊给出的相关差异值的非常好的估值是 d=0.13。也就是说，随机选择一个男人和一个女人，前者在承担金融风险方面大约有 54% 的概率高于后者。当你联想到第五章的结论，鉴于有性别差异的因素，比如，知识、熟悉度、过去的经验和与男性冒险有关的性别规范，对解释人们的冒险行为如此重要时，就会意识到，这点差异如此之小，着实令人吃惊。再想想，一个人未来的财富和金融安全，会影响他们愿意承担的金融风险的高低抉择，这一点完全不难理解。虽然研究员在对比他们的冒险类型时，会考虑到男人和女人当前的财富和收入，但是，在一个男人更容易被提拔，而女人因照顾孩子和年迈的父母，更易遭受事业损失的社会中，即使最初女人和男人可以抗衡，但金融业的发展和预期对于男人和女人来说，也不可能是一样的。

女人比男人
在金融冒险上有过之而无不及

金融冒险上的性别差异不算很小，而且也有条件限制，在有些工作、样本和环境中会显示这方面的差异，在其他情况下则不会。研究发现，一项典型的虚拟彩票投资决策在现实环境中并没有性别差异。同样的，华威商学院的伊沃·薇拉及其同事也发现，彩票投资在真实场景中没有性别差异。在传统虚拟的彩票中，他们提供了与真实场景中一样的养老、薪水、抵押贷款和保险。

参与的学生被要求从以下工作中选择一项：其中一个工作每天会有 30 英镑的固定收入，另一个工作比较冒险但收入可能更多。结果显示一半参与者可能会挣 100 英镑，另一半可能分文没有。据此，研究员发现，整体上男女之间并没有差异。尽管如此，但这种结论还存在一个问题，即"这个女性样本"和"这个男性样本"不可能用来代表所有女性和男性。

进化科学家约瑟夫·亨利克和理查德·迈克瑞斯以买传统彩票的行为与金融风险决策作比较，并且在调查对象的选择上刻意撤除西方学生（他们在这类实验中更受青睐）。他们的受访者中有一些是来自智利和坦桑尼亚（分别是马普切和散谷）的小农经济的农民，另外一些来自智利附近的一个非农业社区（汇恩卡）。尽管文化背景有些差异，但总体看来，马普切人和散谷人有冒险倾向，而汇恩卡人则会回避冒险，并且每个组的男人本身都不爱冒险。

同样，另一项研究整体抽样调查了400多名中国人，结果表明，性别差异没有解释任何金融冒险上的变化。与此同时，一项比较印度卡斯的母系社会和坦桑尼亚马赛的父系社会的跨文化研究中，在标准彩票和投资游戏上也没找出金融冒险上的任何性别差异。参与者的社会性别关系是一个潜在的重要因素，可以帮助我们解释跨文化的差异。龚炳林和杨春雷比较了母系氏族摩梭人（传统上一家之主都是女性）和父系氏族彝族在买彩票方面甘愿冒的风险。结果表明，尽管这两个族群中的女性都不如男性那么爱赌博，但母系氏族摩梭人的性别差异小得多。

安迪斯大学经济学家胡安·卡米洛·卡洛纳斯及其同事发现，在金融冒险的性别差异上，哥伦比亚小孩儿要大过瑞典小孩儿。而在各项性别平等的宏观经济指标中，哥伦比亚的排名远低于瑞典。甚至还有证据表明，单一性别环境会鼓励更多英国女孩和年轻女性去冒险。当你从彩票转向其他金融冒险活动时，这个问题仍然存在。

现在，你可能会认为，经济学家把冒险当成了"生活就是买彩票"。这是他们听过的一个著名的同行评论，并且只理解了它的字面含义。我们都知道，多数的金融决策和经济学家的买彩票行为不太一样。沃伦·巴菲特不是简单地在 A 和 B 中间作决定，前者保证能回本 2 美元，后者只有 30% 的可能得到回馈的 4 美元。老板也不会目光锐利地盯着员工，"砰"的一声掷一块硬币到桌上，挑衅地说："正面还是反面，马苏德教授？"也不会邀请员工打赌，是否有一半的概率达到 15 美元的年增长率，或保证账面上会升值 5 美元。

面临巨额资金风险时，
性别差异就消失了

一个显而易见的区别是，人们通常不知道被命运之手操控的精准概率。心理学家普遍采用的两个冒险案例也是如此。在一个气球模拟风险的任务中，参与者需要决定用打气筒给一只气球打气多少次，每成功充气一次，得 5 美分。如果在不知不觉中气球被充爆了，参与者赚的所有钱将会被收回。定量分析发现，在这个任务中，男性比女性更愿意冒险。可是，在第二个受欢迎的冒险任务——爱荷华赌博中，结果却恰恰相反。该任务要求参与者在以下两种纸牌中进行选择：第一种的特点是高风险，高奖励而且高惩罚，从长远看，确实不利；第二种的特点是低风险，低奖励、低惩罚。尽管几轮下来，多数人都会改选低风险的纸牌，但女性比男性更愿意继续选择高风险的纸牌，碰碰运气。

实验任务和现实世界的金融风险之间，另一尤其重要的区别是大笔资金的盈亏难料。在气球任务中，可能获得的回报会在顶点破碎，而在爱荷华赌博任务中，"美元"的输赢也只是基于假设或局限在某个随机选定的赌博行为之上而言。在经济学家的研究中，实验金额都不大，并且回报通常都很小。值得注意的是，当用为数不多的彩票实验去比较在微薄和丰厚的回报上，人们的风险倾向时，研究员观察得出性别差异很小的结论，但一旦涉及巨额资金的盈亏，这些性别差异就消失了。关于这种现象，人类学家约瑟夫·亨利克先生及其同事提出了一个很有趣的观点：

> 假设当实际经济收益为 0，参与者在作决策时，其他非经济因素就占据了主导地位。他们可能还会介意研究员会如何看他们，或是这些研究员会从自己的决策中推断出他们是什么样的人。

于是，约瑟夫·亨利克及其同事又在他们自己的跨文化研究中，利用大额资金"使参与者集中注意力，思考游戏的收益，而不是外界的社会问题"。你肯定记得，这种研究方法曾用在智利的马普切、散谷社区和汇恩卡社区，以及坦桑尼亚。当时得出的结论是从性别上不能预判其财务风险倾向。他们的研究结论也完美遵循了卡斯·桑斯坦的观点——我们在第五章中曾第一次见过这个观点——一个决定性的结果——对人的自我认知和声誉很重要，也会表现出偏好。

　　经济学家尤其没多大兴趣研究这个决策效应。只是在 21 世纪，诺贝尔经济学奖得主乔治·阿科尔洛夫及其同行瑞秋·克兰顿曾在一篇具有开创性的经济学文章中指出，社会身份和规范对行为有激励效应。这一概念已被正式引入经济圈。"人们关心什么，关心的程度怎样，都在一定程度上取决于他们的身份。"他们还观察到，"这些身份和规范源于社会环境，……社会环境很重要"。对一个社会心理学家来说，这是一种近乎滑稽的、姗姗来迟的启示：有点儿像——直到最近，一篇里程碑式的社会心理学文章，才向同仁们介绍金钱的概念及其对人们的偏好和行为的显著影响。但是迟来总比没有好，虽然这方面的研究仍处于初期阶段——在特定背景下的社会身份和规范似乎确实会影响到金融冒险倾向。譬如，当特意凸显女性数学能力的负面刻板印象时（通过关注个体的女性身份，同时拔高男性在该领域的天分特质就可以达到这样的效果），就会损害女孩儿和女性在数学领域的兴趣和表现。这种现象被称为"刻板印象的威胁"。在一项有关赌博行为的研究中，参与者会参与一个有关数学、逻辑和推理能力的测验。在测验前，参与者需要填写性别，此时的女性比男性更厌恶风险。然而，如果把同一项任务解释成"解谜"游戏，那么参与者事先也不需要填写性别，女性就会和男性一样爱冒险了。

男人干不来女人活值得炫耀，
男人干得来女人活更容易成高管？

尽管这项研究把任务描述成是一种冷静、理智的计算，以便掌控性别认同的相关性，但是冒险必定是一个重要且典型的男性特质。在公众的印象中，成功的商人不仅要有必要的技能、资源和商业关系，而且也是一个能笑对金融风险的男性英雄。也许这就是为什么在女性企业家拥有同样的背景下，公众对男性企业家的评价往往会更积极的原因。纽约州立大学宾汉姆顿分校的学者威沙·古塔及其同事发现，这种公众形象也可以用来阻止女性参与商业竞争。比如，研究者给土耳其的 MBA 学生们展示了以下材料：要么是虚构的企业家新闻，要么是企业家典型的男性特质（有雄心，爱冒险，能自律等）。总体看来，在描述了商业案例后，男学生们普遍会更乐观地看到潜在商机。

当给这个研究添加一些条件，比如在描述商机前，把企业家形象塑造成中性的（有创造力，消息灵通等）或女性的（善解人意，善于交往等），那么，在分析复杂的商业案例后，女性会更容易看到商机。威沙·古塔及其同事还发现，在三个国家中，自称更"男性化"的男人和女人通常会表现出更强的创业意愿。有趣的是，其他两个研究同样发现，自称个性更"男性化"的男人和女人，在金融冒险行为的测试中得分也会更高。男性自身的男性特征显然很多，这就解释了男性和女性在冒险上的差距。但是，研究小组都指出，虽然两性的生物性别无法改变，但他们看待自己的方式却可以改变。

事实上，随着时间的推移，美国女性的角色变了，社会地位也变了。"男性气质带来的性别差异鸿沟"已经越来越小了。如果冒险是不可或缺的男性身份认同特质，那么我们不难预料，男人一旦联想到其身份和社会规则，就会去承担更大的金融风险。这是很重要的一点，恰好被维也纳学者卡佳·梅尔·佩茨和艾弗赫德·彭茨发现了。他们事先为年轻女人和男人准备了男性化、女性化，或可控的中性刺激。针对一份评估投资者冒险态度的问卷，充满男子气概的男性自然给出尤为冒险的回答。最近一项研究利用一个令人沮丧的"失败是种财富"效应，进而探讨了男性身份在金融风险中的重要性。结果表明，给男性看女性比他们表现更好的证据，对提高其自尊的作用不大，因为正是无能的、社会地位低的女性，成就了社会地位高的男性的尊严。

男性在女性领域的失败也被旁观者视为一种（可炫耀的）资本。虚拟的男性求职者在"女性"领域中（比如跳舞或一种女人更擅长的智力形式）显露弱点，反而会被认为"更男人"，相比在女性领域也擅长的男人，他们更容易成为高层。卡塞尔大学的心理学家马克·安德赫·莱因哈德及其同事详细论述这一现象后发现，给男人"失败是种财富"的反馈，会提高其对冒险活动的兴趣，也会增加他们准备的赌博投资。这一转变似乎带来更大的男性认同感。有趣的是，男性得知自己在男性测试表现很差劲或在女性测试表现较好后，他们的投资策略会比女性还要缺乏冒险性。

男性的冒险性——
关乎面子，再大代价也值得

南佛罗里达大学主持的研究发现，有一个明显的矛盾，即年轻男性的男性气概受到挑衅后，他们会承担更大的金融风险（这种心理阉割，可以通过要求一组男性尝试一款有花香味的护手霜就能实现）。或许，不同于马克·安德赫·莱因哈德及其同事的研究结果，其原因在于冒险的性质究竟是私人性质还是公共性质。挑衅男子气概只会影响其公开的金融决策。这说明对男性来说，为了挽回面子而表现男子气概，付出再大的代价也值得。朱莉·纳尔逊指出，我们必须谨慎，因为这些研究结果很有生命力并且可复制。它们蕴含着重要意义：

差异可能以粗略的水平呈现，因为两性间的"本质"差异事实上可能（部分或全部）会归因于某些外在的谜一样的变量，比如，为实现性别预期的社会压力，或为进入性别预期的社会权力阶层，或扩大实验样本范围就无法看到的因素等。

朱莉·纳尔逊还指出，尽管如此，研究人员可能仍会继续认为，这些结果会反映出绝对性别差异，比如火星与金星的差异。比如，一项横跨四国的针对男资产经纪人和女资产经纪人的风险偏好的比较表明，在这四国中，只存在微小的、分散的、紊乱的性别差异。在意大利，为一名女客户搭配一名女性基金经理，其完美配对的比例只有 38%。相比之下，如果顾客雇用男经理，配对成功的比例也只有 5.5%。这还是研究者看到的风险偏好特别大的性别差异。但是，他们仍建议"女性基金经理可能更适合女客户"。朱莉·纳尔逊苦笑着说，经济学家总是采用一些简单的问题评估金融风险偏好，那为什么不直截了当地问问客户，他们想要什么呢？这就类似饭店经理知道更多女性会点鱼而不是男性爱点的牛排，因此会告诉服务员根据顾客的性别"看人下菜碟"。

为什么研究人员会把这种概念从小而平均的差异变成根本性的区别呢？是不是因为他们和其他很多人一样，认为性别只存在本质上的不同呢？朱莉·纳尔逊指出：

目前很多研究，都把整体上不同的心理、社会行为归因于荷尔蒙／大脑结构的根本性差异，并进一步解释成是进化压力的差异，影响了不同生殖角色的身体。读者听着是不是很耳熟？反过来，这

个假设更容易忽视数据的重要特征：金融风险中性
别差异微乎其微，而这些差异依赖于经受考验的
对象，任务的类别以及社会环境。我们已经得知，
这些对我们得出的解释至关重要。如果我们声称，
"男人喜欢金融冒险，女人讨厌金融冒险"，加上男
性睾酮水平更高，似乎就能合理解释性别差异了。
在这里，我们要重申先前的问题：为什么本质上睾
酮水平的性别差异会被转述成如此中庸温和的行为
差异呢？当赌博只是一种抽象描述，而不是关系到
具体的收益时，睾酮如何使男人更愿意冒险呢？当
赌注微不足道，损失再大也不会触及他们的痛点
时，又是怎样的表现呢？睾酮水平的性别差异如何
促使年轻的北美男人比北美女人更爱冒险呢？而为
何又不能促使中国、马普切、散谷和汇恩卡的男人
有同样的表现呢？睾酮如何使男人愿意在给气球充
气时倾向于冒更大的风险，但却在玩纸牌时选择风
险小的呢？

华尔街上的人需要更多的睾酮吗

在继续寻找睾酮和金融冒险之间的联系时，一定要记住上面这些问题。一个衍生的调查试图找出金融冒险和"指长比"之间的联系。这里的"指长比"是指食指和无名指的长度比例，通常男性的"指长比"小于女性。因为"指长比"很容易测量，所以研究人员往往喜欢用它来做调查，同时也认为它反映出了胎儿期的睾酮水平，尽管这样做是否有足够的证据支撑仍有争议（一组研究人员把"指长比"比作"一个假定的，不能充分验证胎儿期睾酮水平的标志"）。乔·赫伯特解释道，即使用它比较群组间的胎儿期睾酮水平是合理的方式，但作为一个群组里个体的指标，"指长比"也"可能没那么有效"（此办法太"草率"了：这就有点儿像用一个人的身高作为标准去衡量其早期吸收的营养，其理由是孩童期营养充足的孩子，通常会比那些营养不良的孩子长得高）。

这些暂且不论。为何研究员会对"指长比"和金融冒险的关联感兴趣呢？从"睾酮是王道"观点的角度看，并不难理解（正如我们在第四章所见）。关于大脑中性别差异的传统观点是，未出生男孩的睾丸因发育而制造的高水平睾酮，在创造大脑独特的"男性化"脑回路特征上起着相当重要的作用。这些脑回路，尤其是在青春期和青春期后被高水平睾酮激活的脑回路，是独特的男性性选择行为的基础。比如，为了占领舒适的山洞去打退其他对手；猎食凶猛多肉的动物。当然，在今天，这显然相当于买入高风险的生物科技股票。

把这些老调重弹的假设和我们在第五章看到的"冒险是一种稳定的男性个人特征"的观点放在一起，这个长长的推理链条就完成了。一个人若拥有更低的、更男性化的"指长比"，就会拥有一个更"男性化的大脑"；而一个人拥有更"男性化的大脑"，就会更阳刚；一个更阳刚的人也更愿意冒险，并且一个更爱冒险的人会更愿意冒金融风险。所以，根据"指长比"，可以推测出某些人在胎儿期产生了更多的睾酮，多年以后的他们也能有把握地说："别人我不敢说，但我肯定有 30% 的概率赢得 1 美元，而不是 20 美分。"

在前几章，你肯定已经意识到这几个推理环节的漏洞了。一般都是先假定资源和地位，而后假定冒险和竞争，这样的假设是基于独特的男性需求——为了赢得生殖成功，所以应该能和"男性化的大脑"攀扯上关系。这个假设在本书的上部已经被剖析了，而且它还有瑕疵。研究者不再采用"男性竞争"与"女性腼腆"的二分法，而把对性和大脑的理解从进化生物学的思考方向转向了神经科学。为了慎重起见，由睾酮塑造的"男性"脑回路已经被一个更复杂的互动因素替代，其中还出现了各种改变大脑特征的"马赛克"（不明确因素）。反过来，这非常符合我们已知的行为上的性别差异。虽然这些性别差异确乎存在，但是却被打上了马赛克，不太能厘清，而非由此创造出不同种类。把这些放到一起，也许我们不应该太过惊讶。近期的定量分析和大型研究都没找到令人信服的证据，用以证明"指长比"和其他所谓的典型男性行为（如侵略性、寻求刺激、主导权以及青年期的上进心和被动承担风险行为）之间的关联。

同样，正如我们在第五章所见，尽管你会假设你的朋友安库斯（他每周末都去跳伞）肯定是"一个冒险者"，是因为胎儿期或成年期他有足够的睾酮使他有一个"男性化的大脑"，但是，你最终也许会发现，安库斯的投资项目全是政府债券。从第五章的传统观念看，寻找金融冒险和睾酮的联系是有意义的。在第五章，冒险被认为是一个稳定的、主导型人格的特点。然而，事实并非如此。这里有一个更微妙的理解，把冒险行为当作每种特定情况下的习惯。其中的每种情况都来自"不受控制的混合因素"，包括社会身份、规范、知识、过去的经验、社会环境以及在特定领域感知的风险和收益。你觉得哪种冒险者会有特别典型的男性"指长比"呢？以及在哪些情况下会如此表现呢？

如何在"指长比"和金融冒险活动间找到一个有活力、可信赖的联系呢？最近有人客气地把这个结果评论为"模棱两可"。积极的结论到处都有，但正如评论者的解释，因为寻求"指长比"和行为之间关系的方式很多，研究人员曾几次"尝试"找到极具统计意义的结果。比如，研究人员可以采用测量左手或右手的方式，或者两只手都测量；结果也可以按性别分别观测，或是综合观测。这些只衡量一次风险的不同选项，至少产生了可以用于测试的九个可能的关系。

寻找血液或唾液中睾酮循环水平和金融冒险之间关联的研究怎么样？"模棱两可"可能是一个相当高明的总结词。比如，这取决于你的研究对象，在购买彩票行为上冒高风险，与高水平睾酮（只在男性身上测试）相关；或者与女性和男性或高或低水平的睾酮相关，或者与女性或男性的睾酮水平都不相关，或者只与男性高水平睾酮相关（只有在冒险赢钱时，不是避免输钱时），或者与男性睾酮的小范围波动相关，抑或只与女性高水平睾酮相关。睾酮水平更高的人的确会在"爱荷华赌博"任务中选择更高风险的纸牌，而睾酮水平更高的男人（女人没被测试）会在气球任务中冒更大的风险，但是这只能发生在他们的皮质醇（一种压力激素）很低时。同时，最近的一项研究运用模拟交易，并没有在男性和女性身上发现睾酮水平和风险交易行为间的关系。说到现实世界的金融冒险，一项研究发现，MBA 的男同学往往在新兴企业的风险管理上拥有很丰富的经验，其睾酮水平也明显高过其他同学。这个分析中没有包含足够多的女同学。另一个有关 MBA 学生的实验发现，睾酮循环水平和金融风险行业的选择之间呈现的只是很小的正相关，而且当研究员考虑参与者的性别时，这个正相关就会消失(如果男性同时具备更高水平的睾酮和可能完全不相关的理由，他们对金融行业更有可能感兴趣。然后你就会得出即使二者事实上与性别没啥关系，睾酮和金融行业的选择之间仍会有关联)。

从纷乱如麻的结果中，你如何才能知道华尔街上的人有"太多的睾酮"呢？这问题并非无意义，因为这也许完全符合性别差异的"睾酮是王道"的观点吧？媒体报道常常引用剑桥大学约翰·科茨和乔·赫伯特的研究。约翰·科茨在这之前是商人，后成为神经科学家。他与乔·赫伯特研究发现，男经纪人在交易收益更高时，其睾酮水平也更高。乍一看，约翰·科茨和乔·赫伯特的研究好像在暗示，华尔街上的人需要更多的睾酮，而不是更少的睾酮。因为睾酮水平越高，华尔街的表现就越好。但约翰·科茨认为，睾酮的影响在某些情况下是有害的。比如，在全线上涨的牛市，随着利润越来越丰厚，经纪人的睾酮水平也会越来越高，这就是"赢家效应"。在针对动物的研究中也发现，动物赢得一场激烈的竞争后，其睾酮水平会在体内上升。然而，从某种程度上讲，"睾酮上升把经纪人变得过于激进了"。

"雷曼姐妹"神话的破灭

最近一项研究发现，男性的睾酮水平会在获胜后上升，睾酮的增长和更大风险的金融冒险行为呈正相关。这的确符合约翰·科茨的说法，而该研究中女性没被测试。但在思考约翰·科茨对经纪人的研究结论时，必须牢记这一点——个人的经历会影响其睾酮水平。正如我们在前一章所见，睾酮水平不是一个单纯的生物测量，它与个人所处的背景和目下的社会环境交织在一起。这使得我们不能说，交易时的睾酮水平越高，直接导致的金融风险也就越高。还有另一个普通解释——年轻男人的睡眠若受到干扰，其睾酮水平则会降低。一晚的睡眠不足，可能在交易时影响纷繁复杂、争分夺秒的金融决策。或许在某些日子，经纪人从早间新闻中读到的有用信息增加了其睾酮水平，同时，也增加了其交易成功的机会。

要证明更高的睾酮水平会导致更高的金融冒险，你就需要控制人体睾酮水平了，然后再观察其对行为的影响。截至目前为止，这种研究完成的数量屈指可数。直到现在，情况仍相当复杂，而且主要是负面的。然而，最近一项利用交易模拟冒险的研究发现，虽然睾酮水平与（男性或女性的）金融冒险无关，但睾酮水平的提高的确增加了人们在高风险股票上的投资。而这部分研究没有包括女性。这些实验中，几乎没有证据可以表明，睾酮水平本身和金融冒险绝对相关，但睾酮水平的变化很重要，这倒很有可能。

既然如此，那什么与男性较高的绝对睾酮水平相关呢？很不幸，"雷曼姐妹假说"不可能从单独的男性实验数据中，得出关于女性、睾酮和交易倾向的任何结论。约翰·科茨当然意识到这一点，但他仍然认为，由于女性较低的睾酮水平，女经纪人没有对市场活动表现出和男经纪人一样的激素反应。比如，他认为女性不容易受到"赢家效应"的影响。虽然，这也许是受到"发情雄鹿"生殖选择模式启发的简单猜想（正如我们在本书的上部所见），但它并不适合人类。

正如我们在前一章所见，女性的睾酮水平有时也会对竞争有反应。但睾酮水平只是复杂系统的一部分，在两性中的反应都不连贯，并且受到背景、环境和规范的制约。

低睾酮水平的雷曼姐妹的神话，使女人不再是遏制男同事冒险过度，并解决机构困境的"管家婆"了。这个业已存在的偏见被米歇尔·莱恩戏称为"玻璃悬崖"效应。正如商学院的三大杰出研究员在写给《金融时报》的一封信中所指出的那样，"第一个主张更包容、更多元化的领导是能带领我们走出困境的人"，并认为女性天生就更加厌恶冒险：

> 这在商业领域尚无实证依据支撑。这一切猜测也暗示着危险。男性因此真的更能适应管理增长，或在更健全的经济时代执掌企业吗？

毫无疑问，这肯定是某些"人才"得出的结论。当被记者询问："想象一下，如果没有睾酮，或每个人的睾酮水平和女人一样，这个世界会是什么样呢？"乔·赫伯特回答："睾酮已经有负面新闻了，但实际上它关系到人们充沛的精力、创新、动力和刺激。"显然，这种睾酮只有男人才有。乔·赫伯特怀疑，睾酮在女性身上"不会有相同的效果"。毕竟，她们"有一个与男性大脑完全不同的女性大脑"。短时间内，我们不可能发现"雷曼姐妹"甚至是"雷曼姐妹和兄弟"是如何操纵这一切的。

一名学者把金融领域描述成"一个在女权主义之后残存的少数堡垒中无人竞争的男性特权"。更多女性代表成

为金融行业的高层，与其他男同事平起平坐，这很可能是
非常有益的。缺少多元化通常是一个警钟。可供挑选的人
才库是有限的，而这个人才库谄媚地映射出那些当权者的
形象。第五章中"白种人男性"效应是很好的一课，强调
了多样化的背景和身份在风险评估中显得非常重要。朱莉
·纳尔逊提出，面对不成熟的"失败是一种财富"的推测，
更多的女性高层代表可能有志一同携手灭掉自己积极的
"女性化"特质：

      华尔街公司和监管机构真的如此欢迎女人像男
人一样加入吗？这可能表明，社会性别的刻板印象
正在被打破。也可能是因为某些有价值的性格特点
和行为通常都被定型为女性特质，比如，细心这一
品质会在工业领域受到追捧。而为了工业和社会利
益，那些在男更衣室和牛仔范儿不合适的行为举止
则会遭到摒弃。然而，目前鲜有令人信服的证据表
明，这是因为女性做金融决策的方式与男性完全不
同，还是因为她们待在金碧辉煌、奢华无比的屋子
里，就会降低睾酮的平均水平呢？

上次我看到主要是纳税人和社会，经由"金融社会主义"承担了冒险的成本，由此引发了全球金融危机。据我所知，目前，也并没有关于睾酮的性别差异和承担"风险"之间关联的数据调查——而这个"风险"的获利总是被冒险者攫取，损失则由其他人承担。

CHAPTER 8

男孩不一定男孩样儿，
女孩也不一定女孩样儿

性别化的玩具是好还是不好

孩子的想象力不应该被老套的性别歧视束缚

没有任何确切证据表明，婴幼儿在玩具选择上有性别差异

为什么儿童期玩具性别差异会变得明显

成长环境的变化会消除生物进化而来的适应性

所谓的性别特征和规范，不过是社会刻板印象的杰作

性别化的玩具是好还是不好

不久前，我在本地一所学校里的摊位买鲜花时，无意间听到隔壁摊位的对话。商品广告栏显示，这家出售的儿童塑料刀绝对不会割伤手指，百分之百安全。摊主是一位妇人，顾客是一家子。挑选了两把刀后，摊主问这家的女儿是否也想要一把粉红色的刀，接着又问她的兄弟是选粉红色还是蓝色的。男孩回答："我也想要粉红色的。"正当我饶有兴趣地看着这一切时，我的大儿子却出人意料地横插一脚。

他问老板："如果我用你的刀把一根手指划破了，我能免费拿走它吗？"女摊主很不耐烦地让我儿子别无理取闹，她还有事情要做。我心想，可不是吗？人家给男孩女孩量身定做的推销计划，就这么被你来了个创意性拆台，高兴得起来吗？

在过去的几十年里，有些人认为小刀也需要依据孩子的性别来区分颜色，任何买过儿童玩具的人都不觉得奇怪。所以很多玩具明显就是针对男孩和女孩分别设计的。有时，儿童玩具上会直接标注性别，比如，特别通道和产品网页上都直接将玩具分为男款或女款。而某些提示就显得很隐晦。比如，一种玩具采用了大胆的黑色设计，专属标识是男性头像，包装非常吸引男孩。周围的产品也都是类似的男性符号产品，直指行动力、竞争性和主导性。这些商品在生产时并没有暗指是为谁生产的玩具，也不提示性别。

　　同样的，饱受批评的"粉色通道"也并不是苦思冥想后的营销创意，其目的只不过是为了造成任何一个孩子都不会觉得这玩具不讨喜的感觉。不出所料，性别化的玩具引爆了营销大战，并且受到家长、官员、科学家、营销专家甚至是孩子们的严厉批评。但某些人认为这是政治术语的误判。我们可以翻一翻某些玩具商品彩页，那些照片上呈现的玩耍方式既有传统方式又有非传统方式。比如，一个男孩在玩一个娃娃。克里斯蒂娜·霍夫·索莫斯在《大西洋》上发表了一篇针对该现象的评论："男孩和女孩是不一样的。若没有根本且长期的行为矫正，则不可能显著地改变他们的基本玩耍偏好。"作为 DLKW LOWE 睿狮的董事长，汤姆·诺克斯从营销角度提出："期望商家不去考虑观众基本而深刻的差异，那就是太想当然，也不现实了。"（不同于常规理解，此处的"观众"主要是指"我们希望会为我们的产品买单的消费者"。）汤姆·诺克斯认为："性别化的玩具以及所带来的市场影响，既没有损害性别平等，又赞美了性别多样化。"就在同一篇文章中，曾经就职于 DC

Thomson 公司的消费者洞察和品牌发展负责人海伦诺·吉尔摩也提出了类似观点:"作为营销人员的我们,如果忽略这些差异,就不能完全认识和理解我们的消费者,也不能为他们提供贴心的服务和产品了。"

孩子的想象力
不应该被老套的性别歧视束缚

与此同时，有些学者还运用进化的观点来说明营销人员为什么本能地想抓住经由进化打磨出来的差异化来做文章。在一篇题为《营销实践中的直觉进化观》的文中，作者认为，"有些人可能想要小男孩儿别太争强好胜"，但又在口头上会问：

> 可是，哪个公司在市场上会更成功呢？是鼓励年轻男性去和别人一较高下的公司，还是那些鼓励男性成为育儿员的公司呢？

同样，康科迪亚大学的进化心理学家盖德·萨德在《消费进化基础》中提出："鉴于利润非常大的考虑，玩具公司会去开发跨越多种文化背景的性别定制产品。"詹姆斯·德灵坡勒在《周日快报》上对此做出回应："玩具企业的工作是赚钱，而不是把社会工程搅和进来。"某些多虑的读者可能会认为对中性营销的自由放任是一项"社会工程",而分开的玩具通道能够决定哪些玩具是给谁玩的,这使一切事情都变得顺其自然。但詹姆斯·德灵坡勒进一步指出,中性营销是徒劳无益的,因为"最终还是要 XY 和 XX 染色体说了算"。总之,呼吁成立被某些人视为平等的中性玩具市场,无异于让玩具公司不尊重男孩和女孩的真实天性,搬起石头砸自己的脚。

几年前那个疯狂圣诞节的前夕,澳大利亚绿党参议员拉里萨·沃特斯公开支持反对性别化玩具营销的运动,使自己卷入了这场辩论的旋涡中心。拉里萨·沃特斯不同寻常颇为深入地指出:"孩子的想象力不应该被老套的性别歧视束缚。"她认为,这些"过时的思想一直提倡的是男女不平等,从而导致出现诸如家庭暴力和性别工资差异这类非常严重的问题"。拉里萨·沃特斯及时提醒了我们,把性别辩论当作"精神",或许就如同把太阳表面形容成"温暖"一样荒谬。然而,拉里萨·沃特斯因此受到从头版头条到特别高的政治办公室的诋毁。澳大利亚的《每日电讯报》在封面头条上宣布"绿党对芭比娃娃宣战",副标题指出绿党所谓的证据丧心病狂——"现在,他们真的把孩子气的玩具变成了家庭暴力。"——旁边的配图则是把拉里萨·沃特斯的头和一个绿党男议员的头,合成到芭比娃娃和特种兵的尸体上。著名的澳大利亚儿童心理学家马克·卡·格雷格评论说:"这些性别差异化是硬扯上关联的。"他又补充说:"我认为，以任何方式证明玩具与家庭暴力有关都太过分了，这是对常识的致命一击。"一位自由党参议员认为，拉里萨·沃特斯一定是"喝了太多的圣诞蛋奶酒，才想出了这样的馊主意"。从电台访谈的评论来看，澳大利亚总理托尼·阿博特也对很多人说道，他不相信"这种政治的正确性"，并建议"让男孩成为男孩样儿，女孩成为女孩样儿——这是我一直信奉的哲学"。

捍卫性别化玩具营销的理由则有："游戏元素偏好"、"基本深刻的差异"、"硬连接"、"那些 XX 和 XY 的染色体"、"根据性别定制"、"多亏有性别多样化"、"让男孩成为男孩样儿，女孩成为女孩样儿"。假设男孩儿普遍生来就受到"男孩儿玩具"的吸引，是因为男孩儿生来就渴望冒险，争强好胜，占据上风并且掌控世界——这是他们进化的、不朽的、生物本质的天性。女孩儿会无法抗拒地被"女孩儿玩具"吸引，同样是因为她们的天性就是喜欢照顾他人，希望外貌足够有吸引力。那直接反映和回应那些本性差异化营销又有什么问题呢？究竟忽略性别差异只是为了政治正确的营销，还是醉翁之意不在酒？接下来呢？难道那些广告想把曲棍球棒卖给猫吗？

没有任何确切证据表明，
婴幼儿在玩具选择上有性别差异

自降临人世，每个人从稚嫩的两岁开始，就学会了要和同龄人的行为保持一致——值得注意的是，即使是其他类人猿，也不会如此程度地模仿同类。显然，这是一种从我们的社会群体中向他人学习的适应性。而且我们的目标是学习那些有声望的、成功的，或在某些重要方面和我们相似的人。我们从他们身上寻找认同感，从他们身上学习、内化并且得出我们对文化规范的理解。性别结构渗透到这份文化遗传的方方面面。它们不是由怀疑生物学和进化论的性别学者创造的模棱两可的概念；他们是你中有我，我中有你的。每一个新生儿都继承了性别结构中作为其发展体系的必要部分：刻板的性别印象、意识形态、角色、规范和等级制度。这一切都由父母、同辈、老师、衣着、语言、媒体、角色榜样、组织、学校、机构、社会不平等，当然，还有玩具，代代相传。本章一开始，我们就很熟悉"睾酮是王道"理论中关于"男孩玩具"和"女孩玩具"的概念：粉色和蓝色反映出"女性大脑"和"男性大脑"的不同偏好，很大程度上是由激素引起的。据此观点，性别化玩具营销的捍卫者经常会说，那些有先天性肾上腺皮质增生（CAH）的女孩，喜好偏男性化。从第四章中我们得知，先天性肾上腺皮质增生是指在子宫内产生高水平的雄性激素。此处，我们差几步就可以得出结论：性别不平等是自然所赐，无可避免的。但因为"睾酮是王道"的观点已经破灭了，所以，我们还需要另一种解释。

没有确切的证据表明，男婴和女婴的大脑在一岁左右时被调试到了不同的生命频道。比如，刚出生的女孩和男孩在总体上很相似，都会发现人脸和手机很有趣。尽管剑桥大学一项研究发现，两性在统计数据上有显著差异，但即使忽略这个广为报道的研究方式中的重要缺陷，其呈现出的性别差异也不会令你印象深刻。该研究表明，实验过程中，男孩有 46% 的时间会盯着人脸看，女孩则是 49% 的时间；男孩有 52% 的时间会盯着手机看，女孩则是 41% 的时间。一项更好的对照研究发现，四五个月后，男孩和女孩都喜欢看人而不是物体，并且其关注程度是一样的。在两岁左右男孩和女孩的差异似乎就显现了出来，但仍相当微妙。最近一项大型研究分别测算了 100 名两岁的孩子玩洋娃娃和玩卡车（包括其他玩具）的时间，以及他们照顾或操控玩具的频率。研究中，分别随机抽取一名男孩和一名女孩，前者在大约三分之一的时间里比后者玩得更"女孩儿气"（或没有"男孩儿气"），这包括他们玩的玩具，以及他们玩玩具的方式。有时，这个年龄的孩子会更喜欢玩那些不是为他们量身定做的玩具，而不是那些"为他们"定制的玩具。比如，在一项研究中，14 个月大的男婴花在茶具上的时间，是花在卡车、火车、摩托车上时间总和的两倍（而女孩花在这些"男孩玩具"上的时间，和花在洋娃娃上的时间是一样的）。

为什么儿童期
玩具性别差异会变得明显

那么，我们如何从婴幼儿玩具偏好性别差异不明显，发展到儿童玩具偏好差异会更典型、更稳固呢？根据文化进化论者、发展心理学家的建议，可以把小孩描述成"性别侦探"。孩子们会意识到性别是我们划分社会的主要方式，因而他们被驱使学习男性和女性的定义。大约两到三岁时，一旦他们开始了解自己的性别，这些信息就变成了激励因素，孩子们开始"自我社交"，这有时会让信奉女权主义的父母懊恼不已。这可能不是巧合，在这一时期，许多男孩儿开始避开粉色，而许多女孩儿开始痴迷粉色。只有在3岁时，当孩子们面对其他孩子给出的新奇、中性的玩具和提倡的活动时，才会对此表现出"强烈的偏好"。事实上，最近剑桥大学的心理学家梅丽莎·海恩斯主持的一项研究表明，患有CAH的女孩儿更喜欢玩男孩儿气的游戏，至少有一部分原因是因为她们比其他孩子受性别标签和性别角色的影响更小。在4—11岁的对照组的女孩和没有患上CAH的男孩中，研究人员模拟了20世纪七八十年代的研究结果，如果明示或暗示中性玩具是"为他们"定制的，那么这些孩子大约会多出 20%—30% 的比例更喜欢中性玩具。对比之下，那些直接"为女孩"定制的玩具，比如木琴和气球，对 CAH 女孩毫无影响，尽管她们也知道那些玩具都是为她们专门定制的。想想女性身份在社会生活中不那么安全，这便说得通了。我在之前出版的那本《性别的错觉》中指出，研究 CAH 女孩采用的方式有这样一种可能性：实际上，这些女孩不会被不明身份的特质所吸引。这些特质是"男孩玩具"内在固有的，会吸引她们"男性化"的大脑。无论她们处于哪个特定时间、地点和文化，这种做法肯定更有助于识别出她们，而非那些没有参与男性活动的女孩。瑞贝卡·乔丹·杨也提出类似的观点，想要了解这些女孩更男性化的偏好，我们必须考虑性心理影响的条件：女孩生来就有非典型的或男性化的生殖器，经常接受密集的医学和精神病学观察或干预，并且其生理特征与女性魅力文化的理想不一致。

当然，和其他新奇、中性的物品一样，孩子们对反性别化玩具的兴趣会因模仿同性伙伴的举动而激活。近来更多证据指向了无处不在的性别颜色编码的影响。心理学家王雯（音译）和梅丽莎·海恩斯一起比较了男孩和女孩玩火车和洋娃娃的时间。第一个比较的年龄段是 20 个月到 40 个月大的幼儿，第二个比较的年龄段是半年之后。值得一提的是，这两个年龄段，女孩玩火车的时间都要比玩洋娃娃的时间长。（比起做机械工程师这个更好一些的职业，把儿童保育员"自然而然"纳入女性职业，这其中的内涵你只要想一想，就能知道是怎么一回事。）但研究员的主要兴趣是，孩子有没有受到玩具颜色的影响。你瞧，比起性别化颜色的玩具，孩子在看到粉色的火车和蓝色的洋娃娃时，所体现出的玩具性别差异更小。

事实上，稍大一些的同龄男孩和女孩在玩蓝色火车和粉色洋娃娃的时间上，表现出由小到大的差异；在玩粉色火车或蓝色洋娃娃的时间上，表现出很小的差异，甚至在统计学上不易察觉。如果有差异，那么，无论是什么角色，如果有的话，激素或生物性别的其他方面，男孩和女孩最初相似的玩具偏好以及其他可能的解释，对"睾酮是王道"的观点来说都是麻烦。因为人们并不期待一个根深蒂固的、进化性的特质与其自身的表现是如此的自相矛盾，或很容易就被颠覆抹杀了。

从出生起，孩子就在现实世界遇到过无数的性别线索和暗示：广告中传递的刻板性别印象，其他人的鼓励或劝阻的话语，表达方式或身体语言，玩具店和商品包装，电影电视节目，承认社会角色的性别隔离等等。当然，这些影响不会单纯罗列在一张白纸上。每个孩子都是不同的，有他们自己的内在倾向和理解。某些影响对特定的孩子不起作用，但对其他人则不一样。有趣的是，"性别视角"更强的孩子，可能尤其容易受到老一套性别化信息的影响。有些性别信息会反向发展，并且单一的影响都不大，但会持续累积。它们提供了一个可能的解释——孩子们在能够坚定理解他们所属社会性别的年纪，如何在玩具偏好上产生了活跃的性别差异？性别化的发展系统已经达到了孕期激素达不到的水平。

至此，这一结论完全符合我们的进化历程，符合女性和男性扮演的不同角色：女性照顾孩子；男性舞刀弄枪，与敌人拼杀，抢夺资源。这一常见模式在整个社会中都具有兼容性。它完美地调和了现在完全不同的事物。当然，在未来可能又是另一番情形。

成长环境的变化
会消除生物进化而来的适应性

正如保罗·格斯菲丝的解释，即使是提高繁殖成功概率的适应性特征，在不同环境下，其形式也不同，这一点在进化生物学上已经被完全接受了。例如，进化心理学把这一现象比作自动点唱机：各种可能的行为"曲调"已经被植入基因，哪一个会得到"发挥"，取决于周围的环境。第六章的丽鱼是一个备受关注的极为生动的例子。雄性想要成为"鱼王"，就需要在身体、行为和激素上依赖它的社会环境和住宅状况。给鱼缸里的鱼配一条更小的鱼，原有的鱼就会占据统治地位；一条没有繁殖领地的鱼仍会保持顺从，这意味着激素会随着社会地位而发生变化。或者再回顾一下第一章中的雌性灌木蟋蟀，它们会在情势不利时争夺雄性营养丰富的精子包。我们再来看篱雀，它们会在众多因素中，根据其繁殖领地的偶然性决定其交配制度，其交配习惯是变化多端的。这些动物的行为似乎都相当具有适应性，但这显然不是由基因或天性决定的。我们可以从这些事例中得出一个结论：某种特定行为在某些条件下是有适应性的，但这并不代表它是固定不变的，相反，它会发展变化。

但适应性的标准是什么呢？是指我们在一个物种中看到的标准，而不考虑生态环境或社会环境吗？这些难道不应该被生物学中的遗传基因锁定，确保以后的发展吗？不一定。请回忆第四章，其中的鼠妈妈会特别疯狂地舔雄性幼仔的肛门区域。这一奇怪的现象说明，自然选择是一个朴实的过程，的确能够依靠发育系统中稳定可靠的信息，超越其原有的基因。的确，母鼠舔肛的行为，有助于其幼仔建立某些性行为基础的适应性。保罗·格斯菲丝举出一个很好的例子：恒河猴能识别情感表达，并成功躲避冲突。这些技能的发展，尽管明显有着高度的适应性，但是仍然依赖于婴儿期的社会交往和互动。这很好，因为每一只年轻的恒河猴都会在日常生活中遇见经历这些，并且代代相传。保罗·格斯菲丝指出，为了发展这些能力，恒河猴需要特定的早期社会输入。他"无论如何都确信，成年恒河猴的这些能力全是适应性进化的结果"。

想想人类历史上发生的生态、技术、社会、医学和文化改变，这一切对我们来说意味着什么呢？约翰·杜普雷指出：

现代大脑发育的条件与石器时代有着显著不同。我们没有任何理由去假设，过去大脑发育的结果和现在是大致相同的。

　　他不厌其烦地指出，这并不是说"大脑是一张白纸，可以根据无限的可能，去适应环境变化"。它只是在发展进化历程中，郑重其事地扮演着推进的角色——"大脑是由多种或多或少稳定可靠的资源构成，包括人类文化能放心复制的资源。"

　　因此，对环境进行简单操作，会抹掉普遍的适应性特征吗？请思考以下这个实验。科学家选择性地培育出两组老鼠，其中一组侵略性很高，另一组侵略性很低。然后，他们把断奶后的老鼠幼仔隔离在一个环境中，由此增加了老鼠幼仔的侵略性。老鼠就是一个选择性繁殖的例子。在四周后的阶段性会面中，第一组的老鼠变得尤其好斗，而另一组的老鼠一点儿也不好斗。在这个选择性繁殖项目历经7代繁殖之后，研究员才成功培育出两组行为方式完全不同的老鼠。那组被隔离饲养的老鼠变得凶残的概率比另一组大6倍。经过39代之后，这两组老鼠的差异更大了。因此，侵略性成为对抗组老鼠所具有的一种持续的"可适应的"特质（在这里，科学家扮演着自然选择的角色，提高了非常具攻击性的老鼠的繁殖成功率）。但此处有个部分引人注目。尽管第38代的祖先遗传了侵略性，但如果把第39代老鼠幼仔放在不同于祖先的环境中，和其他老鼠待在一起，而不再被孤立，那么它们就会变得和另一组温和的老鼠一样，没有攻击性了。可见，成长环境中一个简单而关键的变化就可以消除了一个典型的"适应性"特征。

再来看另一个实验：科学家把雄性老鼠单独和幼仔关在一个笼子里，看看又会发生什么呢？不久，你就会看到雄性在"抚育"幼仔方面采取了跟雌性一样的方式。这也就说明雄性老鼠遵循了女权主义而没有遵循生殖选择。为什么会这样呢？请记住，雄性老鼠发育系统的一个可靠特征是：一只雌性老鼠在养育幼仔。那么，在可控制的实验条件下，科学家通过这项简单的实验掀起了第一波啮齿动物的女权主义运动。这可能会让一些过度疲劳的母亲受到启发。

正如我们在第二章所见，根据普遍原则，产生精子的人不能决定为人父母的职责由谁担负。老鼠和大多数哺乳动物一样，由于物物交换的平衡使得雌性更适合承担养育后代的责任。这会诱导我们想当然地认为，男性因为其性别特点，天生就缺乏照顾孩子的能力。我们也可能认为，通过生殖选择，男性失去了或从未获得成为父亲的生物能力，这个能力并非"存在"于他们的基因、激素或神经脑回路上，也不是他们的天性。

这两个例子不管看起来多么令人惊讶，都与现代进化思维完全相容——尽管与我们大多数人对适应性的思考不同。就像保罗·格斯菲丝的解释，比如，当说起孩子对玩具偏好的性别差异是"天生的"，我们就经常会把三个各不相同的假设混淆成那一个词。男孩和女孩的偏好反映了一种进化适应性。这是我们认为的第一个假设。也就是说，女孩喜欢洋娃娃，是因为她们适合照顾婴儿；男孩喜欢玩具卡车，是因为他们天性爱动。同样，在你打猎时，长矛和动物也是如此。天生的某些东西是固定不变的，这是我们通常所说的第二个假设。就玩具而言，我们认为不管是女性养育孩子，还是中性营销策略，都不能消除天生的兴趣。我们能得知的第三个假设是，如果性别差异并不普遍，那么对性别化玩具的偏好，至少是针对典型的男孩和女孩的。当我们说"男孩终究是男孩"这句话时，所表达的意思也是这个。保罗·格斯菲丝说，本质主义思想引导我们，把适应性、固定性和典型性这三种生物特性捆绑在一起。我们倾向于认为，如果一种行为或一个特征是一种适应性，那么它也必须是固定的和典型的。相反，如果特征似乎是典型的或普遍的，那么它也必须是固定的，并且也可能是一种适应性。这就是为什么要从政治上和社会上，把"男人的社会地位普遍更高吗"和"跨越不同文化来谈，男人比女人更滥交吗"这样的科学问题联系在一起的原因。

所谓的性别特征和规范，
不过是社会刻板印象的杰作

读者们，还记得我在本章开篇讲述的那个故事吗？为什么我的大儿子想要选择那把本应属于女孩儿的粉红色塑料刀呢？因为大儿子的这次意外选择，使我抛出了这个疑问——儿童玩具营销是否也要进行性别区分？一个浅显的问题却让我产生了深入思考。这个社会中，我们想要的是什么？我们想要这样的社会吗——忽略性别，真正重视平等的个人发展、就业和经济发展的机会，拥有安全感和尊严？如果答案是肯定的，那这些营销人员给孩子传递的信息就是一个相当明显的矛盾。正如心理学家希拉·坎宁安和尼克·麦克雷所指出的，玩具的颜色编码"似乎与当代社会的突出目标——平等主义格格不入"。

很显然，玩具营销只是发展系统中众多性别发展浪潮中的一种。没有任何一种单一因素在制造性别不平等方面发挥着非常重要的作用。实际上，每一种因素的影响都是微弱的，并且由无数同类型的实例组成。由此可以看出，一些小事——比如，一个粉色衣装的洋娃娃，一个有关性别歧视的笑话，一个只招男性的专业，这些看起来似乎微不足道但却在散发着无形的影响。正因为如此，我们更要大声说出那些哪怕微不足道的性别问题。要是没人质疑这些小问题，那等它们全累积成大问题就很难解决了。尽管高层领导显然享有特别大的创造改变的权力（比如，制定目标和配额，审定薪酬等级，给予更慷慨的陪产假，消除性骚扰或重新思考媒体形象），但我们每个人也能参与其中：抱怨在洋娃娃货架上标明"女孩儿专用"，反对在科学工具包上标明"男孩儿专用"；申请为妇女的成就提供现金奖励；甚至要一把"不符合性别"颜色的塑料刀。如何通过努力和金钱实现这些社会目标？又应该如何管理？这些当然是需要讨论的合法问题。当有人有勇气为男女平等而发声，并且为了让这个社会更好、更公平，性别歧视更少或更多尊重而要求改变时，他们不应被指控为精神错乱、反应过度或政治正确性失控，甚至被打倒。

人们渴望看到一个更平衡的社会，从更多男孩玩娃娃，更多父亲照顾孩子，到科学领域和高层领导中有更多的女性。这意味着什么？达尔豪斯大学的哲学家莉蒂希亚·梅奈尔解释道：

从生物学角度讲，我们的行为和性格是不断发展的，很可能会输入我们的生命在各个阶段所融合的发展元素。如果一个人想要改变一个群体中的一个特点，那么这个任务不是去克服自然，而是需要重新构建发展系统。

这是一个相当乐观的信息，但重新构建发展系统并非易事。讽刺的是，稳定的文化遗传特征使我们能够适应物种的多样性，这也是一个巨大的制衡力。如果你想要一只雄鼠照看幼仔，你只需要把它和一只幼仔关在同一个笼子里。重新定位人类发展系统中的性别，需要重建社会结构、价值观、规范、期望、情感、渗透我们大脑的信念、互动和机构，还需要和我们的生物性紧密联系，彼此互动影响。之所以称之为社会结构而不是社会积木是有原因的：社会结构很强劲，不容易被摧毁重建。你可以四处拆墙脚，但是其结构仍会维持原样。

比如，家庭暴力。是什么造就了一个有家暴倾向的人，尤其是男人呢？很可能是攻击妻子或前妻？专家列出了一长串令人发指的影响力清单——刻板的性别印象死死地限制了相应的女性角色和责任，超出男性的规范为针对女性的暴力提供了社会借口，缺少对犯罪人员的问责制度，很多女性对男性伴侣的经济依赖，一个把女性地位放得比男性低的社会，政府在此问题上的财政投入和政治投入都很低。如果我们想降低男性对女性的伤害，那么需要重新架构的事情就太多了。如果施暴的男性仅仅只是睾酮水平太高，这问题解决起来也太简单了。

那么，我们现在应该如何看待那些区分性别的玩具通道——比如，正在学校市场出售的粉色和蓝色的塑料安全刀？

一年后，在下一个圣诞节来临前，澳大利亚的议员拉里萨·沃特斯把性别化玩具营销策略所反映的有关性别的刻板印象，和似乎遥远的社会问题（不同性别的薪酬差距和家庭暴力之间的关系）再次联系到一起。她这次遭到了更多的嘲笑。但现在，性别化玩具营销不再被看作是依据男孩儿和女孩儿的自然天性，而被认为是发展系统中的一部分。当孩子们在头脑中不再考虑文化的意义和规范时，性别化营销就会强调性别是一个极其重要的社会划分方式。在当地学校市场摆摊儿的那位女摊主实际上忽视了两种小客户的相同点：比如，家庭背景、年龄、民族背景，而且双方父母都认为切伤手指是童年一个必不可少的重要经验。相反，这些人着眼于他们唯一的不同点——生殖器。任何玩具或产品的颜色编码都会传递出这样的性别暗示，并将其刻板地与玩具种类和产品种类联系在一起，这都是为了强化两性的刻板印象——男性往往"很坏很大胆"，但是却是世界的主宰；女性则是"美好的且软弱的"照顾者。

　　这些刻板印象贯穿于整个生活之中。不出意料，既是所谓的男性特征和女性特征，也构成了性别规范。普遍的性别规范制定了男女行为的双重标注，影响着人们的兴趣、自我认知、表现，以及关于不同性别领域能力的信念。这些刻板的性别印象和规范，也是有意识或无意识的性别歧视的基础，比如，带有偏见地评估某人的表现和潜力，被社会和经济强烈排斥的那些行为异常的人们。同时，刻板的性别印象和规范也伤害和限制了男孩和男人。但是性别是一种等级制度。有人推测，男性之所以更阳刚，拥有更高的声望，是因为在孩童时期，相当多的女孩就开始回避"女孩儿"玩具和活动，她们认为自己理应成为"男孩中的一员"，而男孩明显不希望成为"女孩中的一员"。所以，传统的男性职业和角色，通常比技能相当的女性角色拥有更高的声望，报酬更高。性别传统定义和规范尤其会对妇女造成经济上和专业上的伤害。如今无意识的性别偏见被认为阻碍了女性的公平晋升和职业稳定性。相关机构经常会投入大量的时间和金钱进行培训，以降低女性的入职率。然而，我们从孩子出世那一刻开始，就已经积极播下了这一种子。这是一种极大讽刺！

王者已逝
——别了，睾酮是王道

　　从古老的生殖选择理论的提出，到现代"睾酮是王道"观点的建立，动物界和人类经历了繁复多样的性革命历程。而其中的"睾酮是王道"观点更是历经了性科学史和人类性史的重重考验。从"睾酮是王道"的观点来看，性是强有力的、两极分化的发展力——这个观点很有道理。正如我们所见，在性和科学的进化史中，"睾酮是王道"的观点没能幸存下来。我们已经从本书的第一章了解到，不管是在物种间或是物种内，生物上的性都没能直接影响男性和女性的角色。有时人们也认为，男性能提供大量的精子不代表精子很廉价，也不代表女性与竞争和主导世界无关。贝特曼原则并不过时，但也不是无所不能、无处不在。很多不同的社会因素、心理因素和生态因素混合在一起，使性角色变得有活力，甚至可以相互转变。

在我们人类自身上，这一点尤其明显。在我们的进化史中，人类显然没能在性交和喂养孩子的"这种"方式上达成共识。当然，每一种有关人类进化的描述都承认物质、社会和文化环境对性的影响，但却不太愿意承认，我们的性行为是相当不实惠的——我们享受着无与伦比的非生殖目的的性行为。如果人类世界是生产婴儿的工厂，那么我们每个人都要被炒鱿鱼。正如第三章所讲，我们时常会花费相当多的时间和精力，进行毫无生殖效益的性行为。如此一来，性行为的主要目的就不再是生殖繁衍了。想了解性行为，我们就要像卡罗尔·泰吾瑞斯说的那样，"重新把生殖器和人相连"。对我们来说，性行为并不是让两个般配的生殖潜力聚在一起，而是在我们自身独特的被文化雕刻的个性中，在我们自身特定的文化、社会和经济背景中，我们渴望性的行为能成就一个人。这大概就是为什么配对和偏好在其他文化甚至熟人文化中，竟然会如此神秘的原因。

我们低效性行为的第二个重要后果是破坏了所谓的普遍性原则，既然男性不用怀孕、分娩、母乳喂养，那人们就该努力把他们塑造成开玛莎拉蒂、围着美女转、不带孩子的形象。据说，男性受到繁殖经济的驱动比女性更渴望成功繁殖，更渴望四处留情，但他们在考虑到可能的投资回报时，又很容易忘乎所以。现实生活中，缺乏允许一夫多妻制的生态、社会、经济和法律条件。因此，为了在一夫一妻制下生育更多孩子，男人不得不四处奔波。历史上有一小拨那样的男人，但我们为什么要指望具有这种生殖潜力的男性变成男性的祖先——成为性学史上的第一个"成吉思汗"，为每一名男性而奋斗呢？

男性具备多种可能性，向我们展示出人类必须解决相当棘手的发展问题："一个新生儿必须在一无所知的情况下做好准备，以便加入地球上的任何一种文化。"这是由进化生物学家马克·帕格尔指出的。我们的基因无法提前知道，在当地的文化共识中，女性和男性分别适合什么角色。一个女婴可能出生在这样一个社会：她被要求会弹钢琴，会刺绣，上大学，每天走路去担水、种庄稼、养家禽、剥兽皮、打猎物，长大后过着朴实的一夫一妻制生活，或者同时拥有两三个丈夫。一个男婴在一生中可能会从事制作乐器、屠宰动物、制作渔网、挤奶、做陶器、投资银行，或照顾小孩的工作，他未来的妻子可能是一个 13 岁的女孩儿或者30 岁的职业女性。有些未来的角色更可能发生在他们身上，这是肯定的，因为一切皆有可能。同时，无论我们是什么生物性别，生活都会要求我们所有人在某些时刻珍爱和照顾他人，承担风险，争取地位、资源和爱人。

　　既然如此，我们为什么要期待生殖选择固化我们的基因密码，分别创造具有独特性别特质的"女性大脑"和"男性大脑"呢？当然，至于生殖系统，生物性上的各种基因和激素必须采用可靠直接的方式去协调。除了生殖器，这些基因和激素对性的作用也很暧昧，会通过耳朵对大脑和行为的影响对性发挥作用，也会通过适应许多发展资源来对性起作用。

　　换言之，进化难题不是激素之王强势地为我们解决了一切；性如何在文化的掩饰下创造了男性，而且男性普遍永恒地像这样，女性则像那样；真正的难题是，性通常会怎样创造出本质不同的生殖系统，同时又允许男性和女性的行为存在可有可无的差异：两者之间有重合和"马赛克"（模糊地带），而不是截然不同。具体条件应随情况而定，两性行为也应多元化而不单一。

　　正如我们在本书第二章所见，在探索如何实现的进程中，出现了一个重大的科学转变。这个问题总是很自然地被提出来："大脑和激素中的性别差异是如何使女性和男性的举止思维和行为变得完全不同呢？"当你用"睾酮是王道"的理论来解释这个疑问时，又会面对另一个重要问题：既然有生理差异，为何男性和女性常常还会有相同的行为举止呢？我们注意到，女孩儿和女性在参与冒险和竞争时会达到男孩儿和男性相同的程度。我们也意识到，人们的大脑奇怪地混合了"男性"和"女性"的大脑特征和性别品质。很明显，生物上的性不能像影响男性和女性的身体结构那样，强有力地影响男性和女性的行为。当我们不再认为性别差异在不断扩大和加深时，我们就会开始询问是否有些性别差异可以互补，以使得两性变得相似，而不是相异呢？

第二个科学变化也有助于解释性怎么能如此高明、灵活地影响人类的发展：越来越多的人开始关注性别是如何影响与性相关的因素的，比如，睾酮。安妮·福斯特·斯特林建议，"从进化的角度去思考。记住，身体是一个动态系统，会为了适应社会和历史背景而发展变化"。比如，睾酮既改变身体又改变大脑。这意味着当你测量一个人的指长比时，你不只是在捕获"性"的影响，也是在通过其他人的性别镜头回应，在那个人更多或更少的男性化外表下潜在的累积效应。循环的睾酮水平也不能反映纯粹的性。正如我们在第六章所见，社会背景、经验和主观意图都会改变睾酮水平，也会无视睾酮对行为的影响或补偿睾酮不足的情况。这些常见的性别现象都是人类特色。当我们想这样做时，我们就有相当强大的能力去改变。

总之，无论我们选择哪一个方向，全都在于我们自己：这是有关我们价值观的问题，而不是科学问题。但不断发展的科学表明，一时特别好的选择已经不再适合我们了。

是时候停止责怪"睾酮是王道"了，因为国王已经死了。

我们想要什么样的性别结构？

现代社会中，人们出于各种理由，渴求两性平等。有些人希望，被伴侣攻击或谋杀的女性会更少；有些人想要缩小退休金的巨大差距，因为它使男女比例失调的女性在晚年时身处贫困；有些人想要组织中的性别更平等，因为研究表明这有益于提高生产效率和利润；有些人希望父母更平等地分担养育孩子的责任，这样下一代孩子就能享受到父亲参与育儿所带来的好处，孩子们也会拥有一个更温情的父亲以及更快乐的父母；有些人想为爱人提供一个更轻松的旅程，他们的身份或身体介于两性的中间地带；有些人想让人们更容易追求和实现反传统性别角色的野心；有些人想要挽回那些在职场中迷失的才智出众且受过良好教育以及高昂培训的女精英；有些人希望看到单身母亲摆脱困境，不再贫穷；有些人渴求更平等的政治参与权，如此，政府的政策才能更好地为女孩儿和女性的利益服务；有些人是为男性的福利而想要性别平等——与满足严苛的要求，有时是危险的殖民式的种族关系的行为模式分开，来减轻作为养家糊口主力的男性的负担和压力；有些人希望将男人成功的定义从工作、财富和性征服中解放出来；有些人甚至更进一步希望将品质、角色和责任视为人类必备，而不是女性或男性独有——这种思维转变将会改变我们的世界并造福每个人。其他一些人认为，更大的性别平等很可能是人们都成为男性的混合体。但无论如何，我们都应该尝试一下，因为在权力、财富和地位更平等的情况下，一切都会变得更公平、更美好。

有些人认为性别平等原则是一个可爱的想法，但"睾酮是王道"理论也阻挡了它通向美好前方的路径。为什么？因为男人来自火星，女人来自金星，女人不能像男人，而男孩终究是男孩。

但我从未听说有人承认过以下观点：

听着，我同意，这的确不太公平。它也不是自然法则，所以我们如果想改变，就能改变很多事情。但是性别不平等已经存在了几千年，我变得有点儿喜欢它了。所以，我们继续保持现状吧，如何？

很明显，我们都认同性别平等。那么现在我们该干吗呢？

我们能够明确判断的是，满足于这个只改变了一半的世界太麻烦了。或者，我们可以继续保持礼貌，按照无差别分组来讨论性别平等，再耐心地等上 50 年到 100 年，因为预言经常说，到那时，工作上就能实现男女平等了。但是，这两种选择对我们来说都没有吸引力。那么也许是时候像第一波和第二波的女权主义者那样，变得不那么礼貌，变得更具破坏性了。的确，他们并不会一直受欢迎。姑且看看他们什么也不问就实现了什么吧。正如行动往往比动听的语言来得更棒。

总之，这些性别结构是我们发育系统的核心部分，对我们理解性、性别和社会的相关性非常重要。

致谢

Acknowledgements

首先，我要感谢众多专家学者：伊丽莎白·阿德金斯·里根、约翰·杜普雷、安妮·福斯特·斯特林、奥古斯汀·富恩特斯、玛莎·希基、达芙娜·乔尔、朱莉·纳尔逊、伊莉丝·佩赞·纳斯托、莎莉·范·安德斯、比尔·冯·希普尔等。他们以不同的方式促成了本书的诞生。他们慷慨地贡献出自己的时间和专业知识，并在阅读本书的章节后欣然做出评论或给予早期指导。然后，我要特别感谢我那既出色又不辞劳苦的经纪人芭芭拉·洛温斯坦及其洛温斯坦公司的团队。我也很感激诺顿出版社的人士，尤其是我的编辑艾米·谢丽，她的体贴、细心、鼓励以及耐心带给我莫大的力量。我还要感谢雷米·克劳利给予我的高效善意的帮助，以及一丝不苟的文字编辑尼娜·纳托佛。另外，我还要特别感谢墨尔本大学的马克·埃尔加、尼克·哈斯拉姆和卡斯滕·穆拉沃斯这三位好同事。他们在我写作这本书时提供了精神上的支持，还善意地回复了与本书相关的奇怪问题，

并在阅读书稿后给出了无价的反馈。同时，这本书也受到了由墨尔本大学心理科学学院在澳大利亚研究委员会设置的未来奖学金的支持，以及墨尔本商学院、墨尔本大学奥蒙德学院的道德领导力中心的支助。我也要感谢澳大利亚妇女领导学院特瓦拉基金会对我的支持。

本书有些段落节选自先前出版的一些著作。例如，第三章的内容包含科迪莉亚·法恩（2012 年 11 月）发表在《每月》的《阴道对话：性欲来临时，睾酮被高估》；第四章包含达芙娜·乔尔和科迪莉亚·法恩（2015 年 12 月 1 日）发表在《卫报》的《是时候庆祝有很多方式成为男性和女性了》。在此我要分别感谢约翰·范·提格伦和伊恩·范斯对本书所做的贡献。我非常感谢与我一起执笔完成本书的同事，感谢他们为这本书出谋划策。第八章的论据源于科迪莉亚·法恩（2015 年）发表在《性角色》第 72(9) 期第 427–433 页的《扩大性别主义本质论的角色在单性别教育的辩论：对利本的评述》。达芙娜·乔尔、瑞贝卡·乔丹·杨、安丽斯·凯瑟和吉娜·瑞彭这四位同事，在我思考性分化的科学模型和如何研究人类的性 / 性别中发挥了关键作用。这种作用部分体现在我与他们合著的以下作品中：科迪莉亚·法恩、瑞贝卡·乔丹·杨、安丽斯·凯瑟和吉娜·瑞彭（2013 年）发表在《认知科学的趋势》第 17(11) 期第 550–551 页的《可塑性及性的刚性问题》；吉娜·瑞彭、瑞贝卡·乔丹·杨、安丽斯·凯瑟与科迪莉亚·法恩（2014 年）发表在《人类神经科学前沿》第 8 期第 650 页的《性 / 性别神经影像研究建议：研究设计、分析与阐释的要领与影响》；科迪莉亚·法恩、达芙娜·乔尔、瑞贝卡·乔丹·杨、安丽斯·凯瑟和吉娜·瑞彭（2014 年 12 月 15 日）发表在《大脑》上的《为什么男性≠克尔维特，女性≠沃尔沃，科学评论≠意识形态》。在本书的写作期间，这四位同事一如既往地提供专业支持和情感支持。第八章受到了由科迪莉亚·法恩和艾玛·拉什（2016 年）合作发表在《商业伦理期刊》上的《"为什么女孩都爱粉色的东西？"性别化玩具营销的伦理与科学辩论》的启发。2015 年 7 月 7 日，由澳大利亚广播公司在悉尼欧田磨中心举行的第三届艾伦·桑德斯论坛上，曾演讲过本章中的部分内容，该演讲是由国家广播电台的哲学界以及澳亚哲学联会举办的。我还要感谢理查德·弗朗西斯对本书书名所做的贡献。正如第六章提到的，弗朗西斯在《为什么男性不会问路：生物社会学的魅力》（普理查德·林斯顿大学出版社）中使用了术语"睾酮是王道"。

虽然，这已经是我写作的第三本书了，但丝毫不轻松。最后，像往常一样，我仍然要感谢拉塞尔，他是如此优秀，如此忠诚的父亲。当然，我还要向我的母亲安妮·费恩表示衷心的感谢，感谢她的评论和亲情支持。我也要感谢我的作家朋友西蒙·卡特森、莫妮卡·杜克斯、克里斯汀·肯尼利和安妮·曼妮。他们不仅有写作才能，还知道如何鼓励其他作者。最后，我要向雷克斯·R 致以最衷心的感激，感谢他耐心的鼓励和支持，感谢他对这本书坚定不移的兴趣和信心。所有这一切都给了我无限的包容。

图书在版编目（CIP）数据

荷尔蒙战争 / (澳)科迪莉亚·法恩著；万垚译. ——
广州：广东人民出版社, 2018.6（2020.11重印）
ISBN 978-7-218-12741-5

Ⅰ. ①荷…　Ⅱ. ①科…②万…　Ⅲ. ①性心理学
Ⅳ. ①R167

中国版本图书馆CIP数据核字(2018)第080913号

广东省著作权合同登记图字：19-2018-046号

HEERMENG ZHANZHENG
荷　尔　蒙　战　争

[澳]科迪莉亚·法恩 著　万垚 译　　版权所有　翻印必究

出 版 人：肖风华

责任编辑：严耀峰　李辉华
营销支持：曹莉丽
装帧设计：紫图图书 ZITO®
责任技编：周　杰　易志华
版权支持：王秀荣
校　　订：郑　鑫

出版发行：广东人民出版社
地　　址：广东省广州市海珠区新港西路204号2号楼（邮政编码：510300）
电　　话：(020)85716809(总编室)
传　　真：(020)85716872
网　　址：http://www.gdpph.com
印　　刷：北京中科印刷有限公司
开　　本：880mm×1230mm　1/32
印　　张：9.75　　字　　数：200千
版　　次：2018年6月第1版　2020年11月第6次印刷
定　　价：69.90元

如发现印装质量问题，影响阅读，请与出版社(020-85716808)联系调换。
售书热线：020-85716826